Dermatosis frecuentes en pediatría

Dra. Silvia García Martínez

M. en C. Especialista de 2o. Grado en Dermatología
Responsable de Dermatología en la Clínica Central Cira García
Profesora Auxiliar de la Universidad de Ciencias Médicas Victoria de Girón
La Habana, Cuba.

Colaborador:
Dr. Víctor Díaz Basaco
Especialista de 1er Grado Pediatría
Clínica C. Cira García

Dermatosis frecuentes en pediatría

Silvia García Martínez

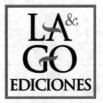

LA&
GO
EDICIONES

Supervisión y cotejo de la Obra:
LA&GO Ediciones, S.A. de C.V.

Diseño y diagramación electrónica:
LA&GO Ediciones, S.A. de C.V.

D.R. © 2013, Silvia García Martínez
    Dermatosis frecuentes en pediatría

D.R. © 2013, LA&GO Ediciones, S.A. de C.V.
    Isabel La Católica No. 642
    Col. Roma
    64700 Monterrey, Nuevo León, México
    Tel.: + 52 81 1234 0965
    Correo electrónico: gustavogr@lagoediciones.com

ISBN: 978-607-8236-10-7

Impreso en Monterrey, México
Printed in Monterrey, Mexico

Dedicatoria

A toda mi familia.
A mis compañeros de trabajo.
En especial a los pacientes,
que son la razón de nuestro trabajo.

Contenido

■ Introducción

E l órgano más extenso y también el más expuesto de nuestro cuerpo es la **piel**, lo que incrementa la posibilidad de verse afectada con frecuencia por infecciones, trauma y en general agresiones de cualquier índole. Las enfermedades de la piel son muy frecuentes en la atención médica pediátrica. Se estima que del 20 al 30 % de visitas en el consultorio son por este motivo.

En la mayor parte de los países, la enfermedad de la piel es una de las afecciones más comunes en la Atención Primaria (AP). Hay un 49 % de **dermatosis** en la atención pediátrica del estado de Guerrero, en México, y según Ibraginar, en Rusia también es del 49 %. Fitzpatrick afirma que en los Estados Unidos de América (EUA), 1 de cada 3 personas presentan enfermedades de la piel.

En Cuba, Dafhnis Belén, en un estudio a 1200 niños de los círculos infantiles de la región de Matanzas, precisó 327 casos que mostraban lesiones de piel para un 27.2 %. Peñate Molina, en estudio dirigido a diferentes grupos de población halló que el 33 % de los niños cubanos tenían algún tipo de afección cutánea.

Otros estudios dirigidos a diferentes grupos de población, 96 % y 736 %, dieron como resultado la **dermatosis**. Este resultado se obtuvo con pacientes adultos y no se precisan las estadísticas con los menores de 15 años. El grupo de dermatólogos del Hospital Pediátrico Docente "Juan Manuel Márquez" realizó un trabajo sobre la morbilidad por afecciones dermatológicas y reportaron un 11.4 % del total de personas que asistieron al área de consulta externa por afecciones dermatológicas en el año 1994, el 30 % fueron menores de un año. No hubo diferencias significativas en cuanto al sexo, para un 50 % de cada grupo. Se mantuvieron las infecciones cutáneas, la **piodermitis** dentro de las primeras 5 causas para todos los grupos de edades. La **escabiosis** fue la primera causa de morbilidad en todos los grupos etarios estudiados.

La frecuencia de consultas en dermatología con relación con otras especialidades médicas fue de 5.36 %; esto concuerda con la mayoría de los estudios realizados en distintos países, donde la enfermedad de la piel es una de las afecciones más comunes en Atención Primaria, con cifras que oscilan entre el 4.85 y el 22.5 %. La variación en estos porcentajes se puede explicar por diferencias entre los investigadores, tanto en el diseño del estudio como en la recolección de datos o incluso de los pacientes. Otros estudios realizados en Cuba en el año 1991 demostraron que después de medicina general y pediatría, la dermatología sigue en orden de frecuencia en consultas ofrecidas, con una tasa de 8.7 por 100 habitantes. Según Avilés-Izquierdo, los motivos de consultas dermatológicas más frecuentes en AP son los cuadros infecciosos y eccematosos. Sin embargo, las afecciones como **eczema**, **escabiosis**, **acné** y **reacción alérgica**, que son las afecciones de mayor consulta, no se dan precisamente en ese orden en otros trabajos.

Distintos estudios en América Latina muestran que la morbilidad dermatológica representa uno de los principales motivos de consulta en AP, en niños. En el caso de los primeros, un estudio del área norte de Santiago (Chile), efectuado en 1999, reportó que un 6.7% de consultas fueron por **eccema atópico**.

En Chile, durante el año 2006 se generaron 169 000 consultas en el subsistema público de salud por enfermedades dermatológicas, lo que representa el 2.8% del total de ínter consultas producidas desde el nivel primario para ser resueltas en el nivel secundario de atención.

En estudios de morbilidad por afecciones pediátricas, realizado en el centro asistencial Clínica Central Cira García (CCCG), fueron las enfermedades cutáneas la segunda causa de atención en consulta externa de pediatría y dermatología.

No obstante, el médico general y el pediatra tienen un entrenamiento limitado en dermatología y muy poca capacitación posterior, lo que resulta en una menor competencia en el diagnóstico de estas enfermedades cutáneas. Diversos estudios han confirmado que los médicos no dermatólogos rinden menos en el diagnóstico y tratamiento de las enfermedades de la piel y que en la práctica diaria es el campo en donde se sienten más inseguros. La dermatología es una de las especialidades que más derivaciones recibe.

Por eso es necesario reconocer la importancia del diagnóstico clínico en las dermatosis y asumirlo e integrarlo en la formación de los médicos generales. Éstos son el primer escalón con el que el paciente toma contacto y es importante que pueda diagnosticar correctamente las lesiones más relevantes, tenga criterios claros de remisión al especialista, ya sea por necesidad de métodos específicos para el proceso diagnóstico o por necesidad de tratamiento especializado en aquellas enfermedades potencialmente curables.

Un punto importante es el uso de antibióticos sistémicos en dermatología pediátrica, lo cual es objeto de revisión en la literatura médica. La aportación de este trabajo, es dar a conocer los conocimientos y experiencias de otros investigadores en el **diagnóstico clínico**, insistiendo en la **descripción clínica** de las lesiones, la **patogenia** y el **tratamiento** de las dermatosis más frecuentes diagnosticados en los últimos 10 años de trabajo así, como lo que reportan otros investigadores en la literatura revisada.

Antibióticos, antihistamínicos y corticoides de uso sistémico en dermatología

Los **antibióticos** son un amplio grupo de sustancias químicas producidas por varias especies de microorganismos (bacterias, hongos y actinomicetos), que suprimen el crecimiento de otros microorganismos y originan su destrucción. En la actualidad el uso del término se ha ampliado para incluir compuestos sintéticos como las sulfonamidas y las quinolonas, que presentan también actividad antimicrobiana.

Los antibióticos tienen indicaciones precisas en dermatología, principalmente en infecciones primarias de la piel y tejidos blandos, en las enfermedades de transmisión sexual y en las dermatosis sobre-infectadas.

La mayoría de estas infecciones cutáneas siguen respondiendo bien a los antibióticos clásicos; pero es necesario conocer los nuevos antibióticos por el incremento de las infecciones por bacterias gram-positivas, aumento de las resistencias bacterianas, cambios en la patogenicidad de los microorganismos, comodidad de la posología, mejor tolerancia y menos efectos secundarios. (Ver tabla 1).

Tabla 1. Medicamentos de uso sistémico frecuentes en dermatología pediátrica.

Nombre genérico	Marca registrada	Dosis	Indicaciones
Aceite de almendras dulces, lanolina, propilenglicol, glicerina, crema en 235 ml.	Oleoderm.	3 a 4 veces por día.	Piel seca: dermatitis atópica. Dermatitis de contacto.
Acido retinoico: gel y crema 500 ug/g. Peróxido de benzoilo/ 5-10%.	Retin-A 0.01, 0.025, 0.050.	Aplicación nocturna de la crema.	Acné.
Benzoato de bencil, emulsión 300 mg/ml. Permetrina loción: tres noches seguidas, excepto cuello y cara.	Scabisan	Tópico tres noches seguidas, excepto cuello y cara.	Escabiosis. Pediculosis.
Hidrocortisona, 17 butiratode: crema 1 mg.	Hidrocortisona sola o con neomicina.	Aplicar de una a tres veces por día.	Dermatitis agudas, irritativas, seborreica.
Ketoconazol, tolnafstato, Miconazol: crema 20 mg/1 g. Mupirocina: pomada 20 g.	Daktarín-neomicol. Nizoral, ketoconazol. Tinaderm, bactroban.	Local cada 8 horas por 5 a 7 días.	Antifúngico. Micosis superficiales. Cada 12 horas.
Zinc, óxido de (Lassar),	Pasta de Lassar. Crema de manzanilla.		Dermatitis por pañal.

Aciclovir: liof. Solución inyectable 250 mg. Pisavir, Zovirax.	Aciclovir.	Niños < 12 años: 250 mg/ m²/día cada 8 horas. Neonatos: 30 mg/ kg/día.	Herpes simple. Herpes zoster.
Albendazol: tabletas 200 mg.	Diabenzol. Eskazole. Vermin,	400 mg tres días. 400 mg cinco días.	Helmintiasis, Taeniasis. Giardiasis.
Amoxicilina/clavulanato: Suspensión inyectable 500 mg/100 mg.	Amoxiclav. Augmentin. Clavulín.	20 a 40 mg/kg/día.	Gram-positivos y Gram-negativos, productores de betalactamasa.
Albendazol: suspensión.	Idem.	Oral. 20 mg/ml.	Idem.
Amoxicilina /clavulanato: Suspensión.	Idem.	Oral 125 mg/5 ml	Idem.
Ampicilina: tabletas con capa entérica 500 mg.	Anglopen. Bkinotal, Flamicina. Lampicin. Omnipen. Penbritin.	50 a 100 mg cada 4 o 6 h oras.	Gram-positivos y gram-negativos sensibles.
Ampicilina: suspensión.	Oral 250 mg/5 ml	Idem	Idem
Ampicilina: susp. inyectable 500 mg	Idem.	Idem.	Idem.
Bencilpenicilina benzatínica: inyectable.	Benzetacil. Lentopenil.	Iny. 2 400 000 UI Cada 30 días	Profilaxia de fiebre reumática, estreptococo, sífilis.
Bencilpenicilina sódica cristalina: inyectable 1 000 000	Benzetacil, Lentopenil.	25 000 a 300 000 UI/ kg/día.	Gram-positivo y gram-negativos sensibles.
Cefalotina: polvo, solución inyectable. .	Cefticina.	Cefticinana1g. Keflin 20 a 30 mg/kg cada 4 o 6 horas.	Gram-positivos y gram-negativos sensibles.
Cefaclor: 250 mg / cápsulas.	Ceclor.	20 a 40 mg/kg/día.	Gram-positivos y gram-negativos.
Cefalotina: polvo solución inyectable de 1 g.	Cefticina. Keflin.	20 a 30 mg/kg cada 4 o 6 h oras	Gram-positivos y gram-negativos sensibles.
Cefalexina cápsulas 500 mg	Ceporex	25 a 100 mg /kg/día, en cuatro tomas	Gram-positivos y gram-negativos.
Cefotaxima: polvo solución inyectable. 1 g.	Albotax. Cefaxim.	Niños: 1 a 2g cada 6 u 8 horas y neonatos: 50 mg/kg/día.	Gram-positivos y gram-negativos sensibles.
Ceftazidima: polvo solución inyectable 1 g.	Fortrum. Waytrax.	30 a 50 mg/kg/cada 8 horas y neonatos: 30 mg/kg/ cada 12 horas.	Idem.
Ceftriaxona: suspensión inyectable 1 g.	Benaxona. Cefaxoma. Ceftrex.	50 a 75 mg/kg cada 12 horas. Meningitis: 100 mg /12h.	Idem.
Cefuroxima: suspensión inyectable 750 mg.	Cefruacet. Froxal. Zinnat.	Niños y lactantes: 50 a 100 mg/kg/día.	Gram-positivos y gram-negativos.

Ciprofloxacina: solución inyectable. Ciprofloxacina: tabletas o cápsulas 250 mg.	Cimogal. Ciproflox. Ciprofur. Ciproxina.	200 mg/100ml. Niños menores: no se recomienda su uso.	Infecciones de vías urinarias, huesos, articulaciones, vías respiratorias y piel.
Claritromicina: tabletas/ 250 mg	Klaricid.	Niños > 12 años: 7.5 a 14 mg/kg/día, repartidos cada 12 horas	Clamidia, infecciones de vías respiratorias. Acné.
Clindamicina: solución inyectable. 300 mg/2 ml. Clindamicina: cápsulas 300 mg	Dalacin-C. Galecin. Glindaken.	15 a 40 mg/día cada 6 horas. Niños > 12 años: 300 mg cada 6 horas.	Infecciones por anaerobios y gram-positivos.
Penicilina g sódica cristalina.	Pengesod. Lakeside.	50 000-100 000 c/4 h IV. UI/kg dosis c/6 h IM.	Infecciones bacterianas.
Dicloxacilina: cápsulas 500 mg.	Brispen. Posipen, Cloxil.	Niños: 25 a 50 mg/ kg fraccionados c /6h.	Estafilococo productor de betalactamasa.
Doxicilina: 50 mg.	Vibramicina.	Niños < 50 kg: 4 mg/kg/ día primer día. Después 2.2 mf/ kg/día en dos tomas.	Cólera gram-positivos y gram-negativos micoplasma y clamidia.
Eritromicina: polvo o grânulos, suspensión oral.	Ilosone. Lauricin. Pantomicina.	250 mg/5 ml 30 a 50 mg/kg/día cada 6 horas	Cocos gram-positivos
Eritromicina: cápsulas 500 mg y Eritromicina: sol. inyectable 1g.	Idem.	Idem.	Idem.
Fluconazol: cápsulas 100 mg	Afungil. Diflucan. Oxifungol.	100 a 200 mg/día. Niños > 1 año: 1-2 mg/kg/ día. Micosis sistémica de 3 a 6 mg/kg .	Candidiasis sistémica. Meningitis por criptococo.
Gentamicina: sol. inyectable 20 mg/s ml ó Gentamicina: sol. inyectable 80 mg/2 ml.	Gentamicina. Genemicin. Yectamicina.	IM o IV 2.5 mg/ kg/día.	Infecciones por gram-negativos.
Imipemen: solución inyectable 500 mg.	Tienam.	Niños 3 a 12 años: 50 mg/kg/ día 3 a 4 tomas, max.15 a 25 mg/kg/toma.	Infecciones graves por gram-positivos y gram-negativos.
Kanamicina:solución inyectable 1 g.	Kantrex. Randikan.	IM o IV 15 mgkg/ día cada 8 a 12 horas. Neonatos: 7.5 a 10 mg/kg/día.	Gram-positivos sensibles.
Ketoconazol: tabletas 200 mg	Conazol K. Fungoral. Fungosine. Nizaoral.	Niños < 2 años: 2.5 a 7.5 mg/kg/día.	Micosis sistémica, bloqueo de citocromo P-450.
Metronidazol: tabletas 500 mg. y suspensión oral 250 mg/5 ml.	Ameblin. Flagyl. Vertisal	Niños: 35 a 50 mg/kg/ día, cada 8 horas por 10 días	Amibiasis, tricomoniasis, infecciones giardiasis por anaerobios.
Nistatina: polvo suspensión oral 100 000 UI	Micostatin. Nistatina.	100 000 UI/ml cada 6 horas.	Candidiasis.

Nitrofurantoína: suspensión oral.	Nitrofurantoína.	25 mg/5 ml. Niños < 12 años: 5 a 7 mg/ kg/día cuatro tomas.	Infecciones gram-positivos y gram-negativos (renal).
Ribavirina: cápsulas 200 g	Violona. Virazide.	15 a 25 mg/kg/día cada 8 horas.	Virosis.
Pirantel: tabletas 250 mg	Combantrin.	11 mg/kg/dosis única. Máximo 1 g/día.	Ascaris y oxiuros.
Rifampicina: cápsulas o comprimidos 300 mg Rifampicina: suspensión oral.	Pestarin. Rifadin. Rimactan.	Oral 100 mg/5 ml Susp.10 a 20 mg/kg/día seis semanas 5 mg/kg/ día, de tres meses a un año.	Tuberculosis, lepra meningococo (portador).
Sulfadiacina: tabletas 500 mg	Silvadine.	Inicial niño > 4 meses: 75 mg/kg/día.	Microorganismos sensibles. Toxoplasmosis.
Tetraciclina: tabletas o cápsulas 25 mg	Acromicina. Tetrex. Quimociclar. Tetraciclina.	Niños > 10 años: 15 a 25 mg/kg/día cada a 12 horas.	Infecciones gram-positivos y gram-negativos.
Trimetoprimsulfametoxazol: suspensión oral o en tabletas 80mg/400mg.	Anitrim. Bactim. Ectaprim. Kelfiprim.	40 mg/200 mg/5 ml niños: 4 y 20 mg/kg/día en dos dosis	Gérmenes sensibles.
Vancomicina: sol. inyectable 500 mg	Vancocin, CP, Vanimicina	Recién nacidos: 10 mg/kg/día cada 8 a 24 horas. Niños 30 a 45 mg/ kg/ dosis cada 8 horas.	Infecciones por estafilococos graves.
Antihistamínicos			
Astemizol: tabletas 10 mg ó suspensión oral 2 g/ml	Astesen. Hismanal.	0.25 mg/kg/día.	Rinitis, dermatitis atópica.
Clorofenilamina tabletas 14 mg Clorofenilamina: jarabe 0.5 mg/ml y solución inyectable 10 mg/ml	Clorotrimetron. Clorofenilamina.	Niños 2 a 6 años: 1 mg/hora. Niños 6 a 12 años: 2 mg/hora.	Urticaria, dermatitis atópica, rinitis.
Difenhidramina: jarabe 0.5 mg/5 ml	Solo o combinado	5 mg/kg/día	Síntomas agudos de dermatitis y urticaria.
Epinefrina (adrenalina): sol. inyectable 1:1000/ml.	Adrenalina	Adrenalina al 1:1000 Ml 0.01 mg/kg/ dosis.	Alergia, anafilaxia.
Hidrocortisona: liof. sol. inyectable 100 mg/ 2 ml; liof. sol. inyectable 500 mg/3 ml	Flebocortid. Hidrocortisona 100 mg	5 a 10 mg/kg/dosis.	Urticaria aguda, dermatitis, anafilaxia.
Hidroxicina: grageas 10 mg Hidroxicina: jarabe.	Atarax.	Grageas: 4 mg/kg/día. Jarabe: 2 mg/ml	Urticaria, dermatitis.
Ketotifeno: solución oral 0.2 mg/ml	Kasmal-Zaditen. Ketotifeno.	0.2 mg/kg/dia.	Dermatitis atópica, otras dermatosis pruriginosas.
Loratadina: tabletas o grageas 10 mg	Clarityne-Leptamine	0.2 mg/kg/día.	Idem.

Diacepam.	Alboral. Ortopsique. Valium.	Niños con peso > 10 kg: 0.1 mg/kg/día. Niños con peso < 10 kg: 0.1 a 0.5 mg/dosis.	Sedación, ansiolítico, tranquilizante, estado epiléptico, preanestesia,
Vitamina A.	Sola o en combinación.	Lactantes < 1 año: 375ug UI Lactantes > 1 año 400 a 700ug	Deficiencia de vitamina A.
Vitamina D.	Rocaltrol. Tirocal (calcitriol).	Lactantes < 1 año: 7.5 a 10 ug/día. Lactantes > 1 año 10 mg/día.	Raquitismo, osteoporosis.
Idoxuridina: ungüento 5 mg Idoxuridina: solución oftálmica 1mg.	Idina. Idu. Ofteno.	Uso por especialista, 4 a 5 veces por día. Uso por especialista, 1 gota/h	Herpes ocular.
Clorodiacepóxido: tabletas, cápsulas o grageas 10 mg	Librax.	Niños > 6 años: a criterio del especialista.	Antihemético, neuroléptico, sedante.
Ácido acetilsalicílico: tabletas 500 mg Grageas o tabletas con capa entérica 500 mg	Aspirina. ASA. Ecotrim.	Dolor o fiebre: 30.65 mg/kg/día. Fiebre reumática: 65 mg/kg/día.	Analgésico, antipirético, antiinflamatorio, antiagregante plaquetario.
Betametasona: solución inyectable 4 mg/ml	Betnovate. Celestone. Diprospan.	0.02 a 0.125 mg/kg.	Inmunosupresión, trastornos inflamatorios, alérgicos, dermatológicos y de la colágena.
Betametasona, acetato de 2710 mg/ml y Fosfatodisódico de betametasona 3 mg/ml: suspensión. Dexametasona: suspensión inyectable 8 mg/2 ml. Dexametasona: tabletas/ 0.5 mg	Betnovate, Celestone, Diprospan	0.02 a 0.125 mg/k g 0.5 a 20 mg 0.2 a 0.3 mg/kg/día en tres tomas	Inmunosupresión, trastornos inflamatorios, alérgicos, dermatológicos y de la colágena.
Diclofenaco: sol. inyectable 75 mg/3 ml Diclofenaco: cápsulas 100 mg y grageas acción prolongada. Diclofenaco: supositorio 100 mg	Artrenac. Cataflam. Dolaren. Voltaren.	Dosis a juicio del Especialista.	Antinflamatorio, Antirreumático.
Prednisona: tabletas 5 mg	Meticorten. Prednivid.	0.5 a 2 mg/kg/d o 25 a 60 mg/m²/día. max. 40 a 80 mg/día.	Inmunosupresión, trastornos inflamatorios.

Dermatosis frecuentes en pacientes pediátricos

1. Hemangiomas

Definición y clasificación

Los angiomas o hemangiomas (H) son los tumores benignos del endotelio con capacidad proliferativa y con una historia natural caracterizada por un rápido crecimiento e involución, más frecuentes en la infancia. Aproximadamente un 20 % de los hemangiomas, en el transcurso de su fase de crecimiento, dan lugar a complicaciones, generalmente locales, con compresión u obstrucción de estructuras importantes (ojos, nariz, boca, vía aérea, etc.).

Los hemangiomas faciales de gran tamaño pueden distorsionar las estructuras anatómicas de forma irreparable. Aunque es conocida la reducción progresiva a partir de una determinada edad, es necesario tratar los hemangiomas de gran tamaño o con complicaciones, Sin embargo, el hemangioma no es el único tumor benigno de endotelio, tal y como reconoció la ISSVA (*International Society for the Study of Vascular Anomalies*) en 1996. Recientemente se ha visto que el término angioma/hemangioma no es específico, sino que debe acompañarse de un calificativo, puesto que además del hemangioma «clásico» existen otros hemangiomas «diferentes», presentes al nacer, sin proliferación posnatal y con una historia evolutiva diferenciada. Así, actualmente se habla de hemangiomas de la infancia para referirse a los H clásicos y de H congénitos o no progresivos, para referirse a los de historia natural diferente, de los cuales existen dos variedades: rápidamente involutivo (RICH) y no involutivo (NICH). Esta individualidad de los hemangiomas de la infancia frente a los hemangiomas congénitos se ha visto reforzada con el reconocimiento de que únicamente los primeros expresan marcadores placentarios como el GLUT-1.

El diagnóstico es eminentemente clínico, por lo que en la mayoría de los casos no es necesario aplicar un protocolo diagnóstico. En los últimos años se han ido describiendo alteraciones asociadas a diversos hemangiomas, así como nuevos tumores vasculares, que han obligado a establecer protocolos diagnósticos.

El momento evolutivo de los hemangiomas es importante para determinar en qué fase de crecimiento se halla, a veces basta el interrogatorio de los padres, pero resulta siempre muy útil obtener fotografías que permitan determinar en qué fase evolutiva se encuentra el hemangioma para controles posteriores.

Fase de crecimiento rápido: suele ocurrir durante las primeras semanas de vida.

Fase de crecimiento lento: El aumento de tamaño no es tan evidente, pero se detecta en las visitas de seguimiento de 1 a 2 meses. Esta fase de crecimiento suele durar de 3 a 6 meses para el componente superficial y de 6 a10 meses para el componente más profundo.

Fase de estabilización: el hemangioma ya no aumenta de tamaño. Esta fase suele alcanzarse entre los 6 y12 meses y es más tardía para los hemangiomas profundos.

Fase de regresión: Hay un cambio de coloración superficial del hemangioma, desde un rojo vivo a rojo oscuro. Después aparecen zonas blanquecinas en el interior que van haciéndose confluentes, y se va aplanando el componente profundo. Ante un hemangioma determinado es imposible predecir el ritmo de regresión. Los hemangiomas de ciertas localizaciones como la nariz o el área parótida suelen remitir más lentamente, así como los profundos.

En cifras globales podemos afirmar que el 50 % de los hemangiomas han remitido a los 5 años de edad; el 70 %, a los 7 años, y el 90 %, a los 9 años.

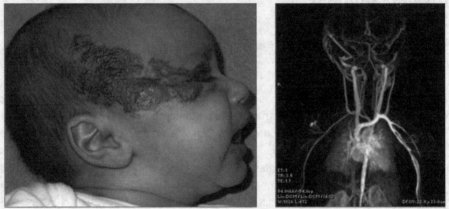

Figura 1. Hemangioma capilar.　　　　　　　　　　**Figura 2.** Angioma.

Hemangioma remitido: es el final de la historia natural de los hemangiomas. Rara vez la involución deja una piel completamente normal, en la que no se pueda adivinar dónde estaba el hemangioma. Al remitir, los hemangiomas pueden dejar en la zona telangiectasias finas o más gruesas.

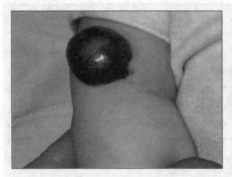

Figura 3. Hemangioma «abortivo» o «no proliferativo».

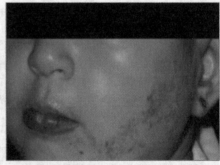

Figura 4. Hemangioma en la cara. (Eulàlia Baselga Torres. Unidad de Dermatología Pediátrica. Hospital de la Santa Creu i de Sant Pau. Barcelona, España).

Pruebas diagnósticas complementarias

Rara vez son necesarias las pruebas complementarias para llegar al diagnóstico de hemangioma. Sin embargo, en caso de duda o en situaciones atípicas pueden realizarse las siguientes pruebas:

1. **Ecografía y ecografía Doppler.** Puede ser útil en las situaciones siguientes:
   - Hemangiomas profundos color de la piel normal en los que dudamos de la naturaleza vascular de la lesión o deseamos establecer el diagnóstico diferencial con una malformación venosa.
   - Determinar la extensión intraconal o extraconal de los periorbiculares.
   - Detección de anomalías medulares en caso de hemangiomas lumbosacros si se realiza antes de los 6 meses de edad.
   - Detección de alteraciones ultra estructurales cerebrales si se realiza antes del cierre de la fontanela posterior.
2. **Resonancia magnética.** Es la técnica de elección para determinar la extensión de la lesión y poder diferenciar hemangiomas de malformaciones vasculares donde se observa la tumoración o masa lobulada y otras características vasculares, especialmente en el área periocular o en la región del cuello.
3. **Tomografía computarizada.** Con esta técnica se puede valorar la extensión de los hemangiomas, pero puede ser difícil diferenciar un hemangioma de una malformación vascular.
4. **Biopsia.** Puede ser necesaria para diferenciar los hemangiomas de otros tumores como son el rabdomiosarcoma, miofibroma, hemangioendotelioma kaposiformeo y fibrosarcoma congénito.

Tratamiento

El tratamiento de elección clásico de los angiomas infantiles son los glucocorticoides, pero en los últimos años, han surgido algunas publicaciones, sobre el uso del propanolol, un beta bloqueador no selectivo que es usado en Hemangiomas severos de la infancia.

Propanolol. Se han reportado casos con mejoría del aspecto y coloración así como el espesor de las lesiones y la involución rápida. Su efecto se debe a la vasoconstricción, la disminución en la expresión de los genes del factor de crecimiento endotelial vascular, al factor de crecimiento fibroblástico básico y al desencadenamiento de la apoptosis de las células endoteliales.

Dosis. Propanolol 1-2 mg/día, vía oral. Desde los primeros días mejora el aspecto y coloración del hemangioma.

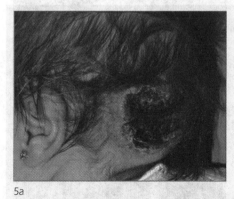 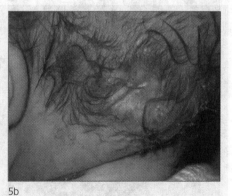

5a   5b

Figuras 5a y b. RICH: tumoración exofítica de superficie aplanada. a) Ulceración central, telangiectasias gruesas en el borde y rodete blanquecino. b) A los 5 meses se ha aplanado completamente (Unidad de Dermatología Pediátrica. Hospital de la Santa Creu e Sant Pau. Barcelona, España.)

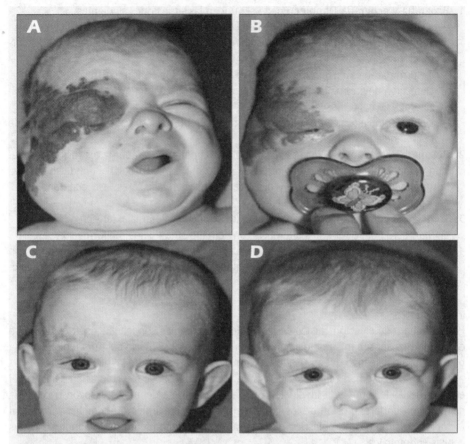

Figura 6. Tratamiento con propanolol en hemangioma NEJMED 35824, June 12, 2004. (Imagen de Google).

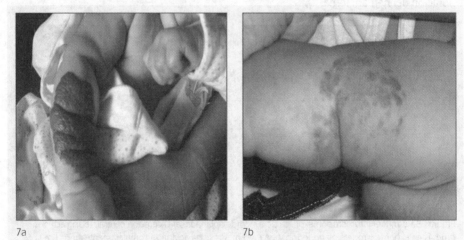

7a   7b

Figuras 7a y b. Hemangioma en extremidades antes y después del tratamiento.

Tratamiento con corticoides intralesionales. Su aplicación es útil en las lesiones proliferativas de mediano o pequeño tamaño. Los medicamentos más utilizados son la dexametasona y la triancinolona, que pueden ser mezclados con buenos resultados.

Dosis. Dexametasona (6 mg/ml) + triancinolona (40 mog/ml) se administra 1cc intralesional, la inyección debe aplicarse en el interior del parénquima del hemangioma

Interferón alfa rec. b. Se reservan fundamentalmente para los hemangiomas que comprometen la vida del paciente, afectan las estructuras vitales, cuya respuesta a altas dosis de corticoides no haya sido satisfactoria. Las dosis recomendadas son: 1 MU/m^2 que pueden llevarse hasta 3 MU/m^2. Su aplicación puede ser intra o perilesional. El mecanismo acción sugiere que produce una apoptosis celular.

Tratamiento quirúrgico. Los hemangiomas en fase proliferativa por lo común no son una indicación quirúrgica, eso dependerá de la edad del paciente, localización y tamaño de la lesión, respuesta a tratamientos previos, existencia de ulceración y grado de involución alcanzado.

Tratamiento con láser. El más utilizado es el láser de colorantes pulsado. (Ver figura 8).

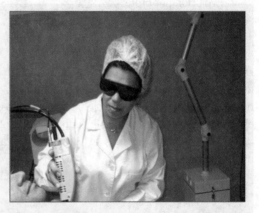

Figura 8. Equipo de Yag- láser para lesiones vasculares.

2. Mancha de oporto

La mancha de oporto es una malformación vascular congénita que suele presentarse desde el nacimiento o aparecer poco después, se diferencia de los angiomas porque suele persistir y crecer junto con el niño. La incidencia es de un 0.5% en todos los recién nacidos.

Descripción clínica

Como su nombre lo dice, son máculas de color rojizo que se intensifica hasta llegar a púrpura cuando el niño crece. Son más frecuentes en la cara, pero pueden encontrarse en otras partes del cuerpo. Las lesiones en V de distribución del nervio facial pueden acompañarse de tumoraciones intracranelas conocidas como Síndrome de Stuger-Weber.

Estos niños presentan glaucoma y convulsiones a menudo en el primer año de vida. Requiere de valoración por oftalmología y una resonancia magnética para realizar el diagnóstico del tumor. Se observan calcificaciones óseas con características típicas que recuerdan la "vía de ferrocarril".

Puede encontrarse en un miembro con hipertrofia, lo que se conoce como Síndrome de Klipplel-Trenaunay. El Síndrome de Cobb es la asociación de la mancha de oporto lumbosacra con un angioma de la médula espinal.

Tratamiento

La manchas suelen ser persistentes, pero pueden tratarse con láser pulsado sincronizable de 585 nm.También se usan cremas de camuflaje para mejorar la estética.

3. Alopecia areata

✓ Sustrato auto inmune.
✓ Evolución por brote.
✓ Predomina en infancia y adolescencia.
✓ Pelos peládicos en el borde de las placas.

Diversos estudios han demostrado que la evolución de la alopecia areata es independiente del tratamiento. No existe ningún tratamiento etiológico, y todos van dirigidos a disminuir lo más posible el tiempo de aparición del pelo. Tanto en niños como en adultos, si la afectación es menor del 50% del cuero cabelludo, es preferible una conducta expectante, pues la repoblación es espontánea en más de la mitad de los casos, sobre todo en las formas localizadas, que son las más frecuentes.

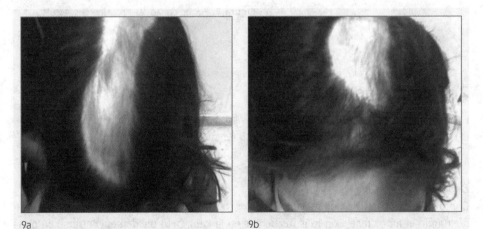

9a   9b

Figuras 9a y b. Alopecia areata tipo lineal. Paciente de 8 años que ha repoblado la zona frontal. Se interconsultó con psicología.

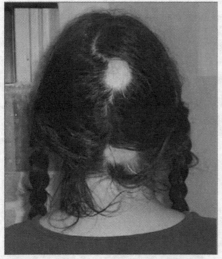

10a

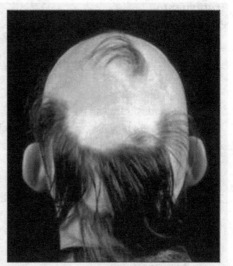

10b

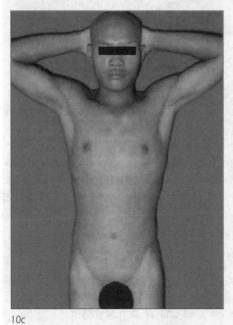

10c

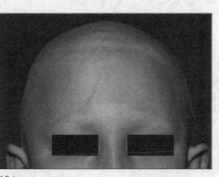

10d

Figuras 10a, b, c y d. Placas alopécicas donde se observa la pérdida total del cabello en la zona alopécica. No hay pelos partidos como en la tiña. (Imágenes de Google).

Tratamiento

El tratamiento de esta afección va a estar en dependencia con las siguientes formas clínicas:

1. Placa única:
   * Eliminar factor desencadenante.
   * Irritantes locales.
2. Placas múltiples:
   * Esteroides intralesionales (acetónido de triamcinolona 5 mg por cada 3cm^2 de superficie alopécica o propionato de clobetasol 0.05 %)
   * Biotina 20 mg/día.
   * Inmunomoduladores.
   * Ansiolíticos.
3. Si superan el 50 % de superficie afectada:
   * Esteroides orales: prednisona 0.5 -1 mg/kg/día. Deflazacort 1 mg/kg/día.
   * Inmunosupresores.

a) **Tratamiento tópico**
   * Esteroides.
   * Loción de pilotrofina.
   * Sustancias irritativas.
   * Tacrolimus 0.1 %.
   * Imiquimod 5 %.
   * Minoxidil 5 %.

Esteroides: Cremas esteroideas de potencia elevada en el cuerpo y baja potencia en la cara 2 v/día por 3 semanas.

Mecanismo de acción: antiinflamatorio.

Loción de pilotrofina: es un extracto hidroalcohólico de placenta humana al 25 % que contiene un principio activo con actividad estimulante del crecimiento y desarrollo de los folículos pilosos, identificado como una proteína de bajo peso molecular, la cual ejerce su acción por vía tópica.

– Fenol 50 % (en desuso actualmente).
– Pinceladas de yodo salicílico (usado en nuestro servicio).
– Criospray (aplicación de nitrógeno líquido).

Las *sustancias irritativas* tienen una aplicación semanal con excepción de la tretinoína, antralina y yodo salicílico que pueden tener una frecuencia mayor.

Imiquimod 5 % (Aldara): es un inductor de citocinas IFN alfa en particular.

Posología: 3 veces por semana en días alternos en la noche (6-10 horas) Al día siguiente lavar la zona tratada, no exceder de 16 semanas de tratamiento.

Minoxidil 5 %: es un activador de la prostaglandina sintetasa I que se encuentra en papilas dérmicas de folículos pilosos normales en fase anágena o catágena, por lo que es un estimulador inespecífico del crecimiento del pelo.

Posología: 1 ml 2 veces/día por 3 meses. Aumenta su efectividad con crema esteroidea potente media hora después o antralina 1 % una hora/día.

b) *Tratamientos intralesionales*
- IFN alfa 2 (resultados contradictorios).
- Esteroides - Dermojet.

El esteroide más usado es el acetónido de triamcinolona diluido con SSF 0.9%, 0.1 ml por punto separadas por 1 cm, en concentraciones de 5 mg-10 mg/ml por cada 3 cm² de superficie alopécica. Se puede emplear crema EMLA en oclusión una hora antes.
No usar cuando la superficie afectada es mayor al 30%.

c) *Tratamiento oral*
- Esteroides: dexametasona 5 mg , 2 v/semana por 6 meses. Prednisona 0.5-1 mg/kg/día o 40-60 mg/día e ir disminuyendo 5 mg semanal.
- Inmunosupresores: ciclosporina A (más usado, dosis: 3-5 mg/kg/día).

Otros en los que no se tiene suficiente experiencia:
- Biotina 20 mg/día tratamiento combinado en niños y asociado al clobetasol.
- Aspartato de cinc 100 mg/día.

d) *Tratamiento físico*
- PUVA 2-5 v/semana hasta completar 40-80 sesiones. Se aplica en toda la zona alopécica actuando como un inmunomodulador.
- Terapia fotodinámica (ácido aminolevulínico).

e) *Otras alternativas*
- Medicina natural y tradicional (MNT): acupuntura, auriculoterapia, moxibustión y digitopuntura.
- Terapia floral.
- Terapia neural.
- Uso de pelucas.

f) *Tratamiento concomitante*
- Interconsulta con psiquiatría y psicología, uso de ansiolíticos, antidepresivos y psicoterapia.
- Búsqueda de focos sépticos (no aceptado por todos los autores). Se plantea que las infecciones actúan como super antígenos.

4. Acné en infancia

Con el término de acné se designan un grupo de enfermedades en las que se producen una obstrucción e inflamación crónica del folículo piloso con implicaciones clínicas, patogénicas y terapéuticas, que modifican la vida social de quien la padece y constituyen un verdadero reto para el médico.

Descripción clínica

- Excesiva producción de sebo.
- Alteraciones en la queratinización folicular.
- Presencia e incremento de la población microbiana.
- Inflamación.
- Patrón genético.
- Influencia hormonal.
- Factores favorecedores (luz ultravioleta, medicamentos, cosméticos, psicológicos).

Tratamiento

- Medidas generales de una buena higiene.
- Cosméticos.
- Evitar la exposición solar intensa.
- Dieta: alimentación "equilibrada", respetar los horarios, incluir ácidos grasos con omega 3: (atún, limón, vegetales de hoja verde).
- Antibióticos: tetraciclina, doxiciclina, minociclina, eritromicina, ciprofloxacina.
- Los tratamientos hormonales no se usan en niños.
- Isotretinoína: retinoide de uso oral utilizado comúnmente en casos de acné moderado o severo.

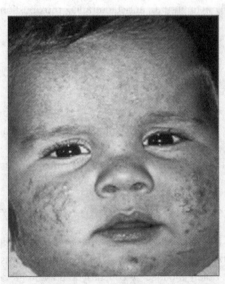 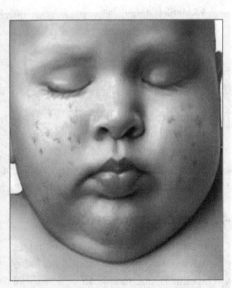

11a   11b

Figuras 11a y b. Acné en recién nacidos. (Imágenes de Google).

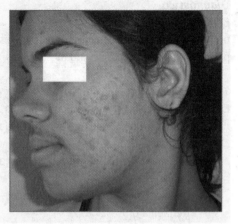

Figura 12. Paciente con acné grado II: abundantes lesiones, papulosas y pústulas. (Antes del tratamiento con retinoides).

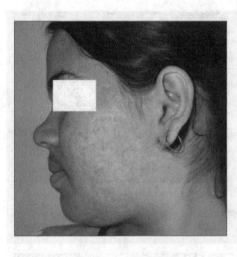

Figura 13. Acné grado II. Después de un mes con isotretinoina, 40 mg diarios.

5. Molusco contagioso

Descripción clínica

El molusco contagioso es una infección viral de la epidermis, autoinoculabe y trasmisible. Se caracteriza por la presencia de pápulas de 2 a 3 cm, umbilicadas, semiesféricas, duras, del color de la piel o blanco-amarillo, pueden ser traslúcidas y umbilicadas. Al exprimirse dejan salir un material grumoso aislado o abundante. Afecta cualquier parte de la piel: cara, tronco, extremidades y parte baja del abdomen.

Patogenia

Se presenta, sobre todo, en niños de 10 a 12 años y con frecuencia en pacientes con VIH en un 3-18%. Se puede trasmitir por contacto sexual, fomites y por contacto directo. Tipo del grupo de los **poxvirus** de los más grandes (150-300 mm), compuesto por DNA. Hay dos tipos de virus: el MCV-1 y el MCV-2, en la clínica son iguales por lo que no se pueden distinguir uno del otro. El período de incubación va de una a varias semanas, hasta 50 días.

Diagnóstico

El diagnóstico de esta afección se hace por las características clínicas y el citodiagnóstico: presencia de cuerpos de inclusión, pero en lesiones atípicas se necesita realizar una biopsia para diferenciarlo de otras entidades clínicas.

Tratamiento

La mayoría de las lesiones remiten a los dos años por lo que si se decide tratarlas se hace necesario utilizar una técnica no agresiva y que deje poca cicatriz.

- Extirpación con aguja y curetaje.
- Aplicar crema EMLA (mezcla de lidocaina con pilocarpina).
- Criocirugía.
- Quemarlos con ácido tricloroacético.
- Tretinoina 0.05-0.1 %.

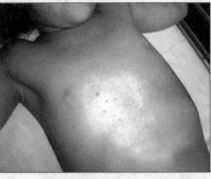
14a

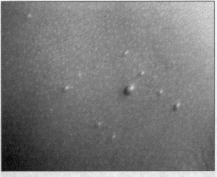
14b

Figuras 14a y b. Niña con lesiones moluscoides pequeñas y medianas en tronco.

Figura 15. Paciente con lesión papulosa en cara.

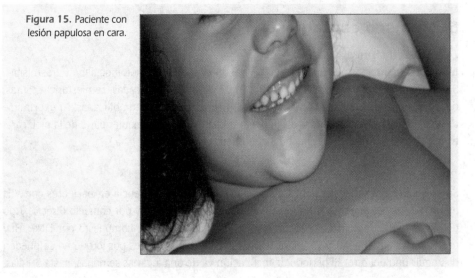

6. Dermatitis de contacto

La dermatitis de contacto es una inflamación de la piel causada por una reacción alérgica tras el contacto, generalmente, con sustancias externas de pequeño tamaño, capaces de atravesar la piel. Se sabe que la dermatitis de contacto es más frecuente en pacientes adultos y por eso está considerada una enfermedad profesional. Sin embargo, no por ello es un proceso exclusivo de trabajadores; por el contrario, es un problema más frecuente de lo que se piensa en niños, considerando que alrededor de un 20 % del total de dermatitis se presenta en la infancia.

Descripción clínica

La lesión cutánea típica de la dermatitis de contacto es el denominado eczema, por tal motivo a esta entidad se le llama también eczema de contacto, el cual tiene varias fases:

1. La fase aguda o inicial se caracteriza por enrojecimiento de la piel, a veces con exudación asociada (vesículas o "agüilla" que rezuma de las lesiones).
2. La fase subaguda o intermedia ocurre después de varios días, de tal forma que las lesiones agudas se van secando y descamando poco a poco.
3. Si no se pone tratamiento o si el eczema se hace repetitivo, al cabo de unos meses, entra en *fase crónica*.

En estos momentos la piel sufre una transformación en forma de un importante engrosamiento y gran sequedad. En todas estas fases, el picor suele ser bastante frecuente con una intensidad moderada o alta.

Las zonas de piel afectada son, generalmente, aquellas que están en contacto con las sustancias a las que se es alérgico, siendo éstas más o menos típicas de cada uno de los alérgenos involucrados. Sin embargo, en ocasiones pueden también resultar afectadas zonas más alejadas, o incluso producirse la denominada dermatitis de contacto sistémica, en la cual se afecta casi toda la piel.

Patogenia

Las sustancias capaces de producir dermatitis de contacto, al igual que todas aquellas capaces de producir una reacción alérgica en otro órgano del cuerpo se denominan alérgenos. La lista de los 10 alérgenos más frecuentes, involucrados en la dermatitis de contacto en niños, es la siguiente:

1. *Níquel*. Las principales fuentes en la infancia son el contacto con joyas (más en niñas), monturas de gafas y hebillas de cinturones.
2. *Mercurio*. Sobre todo por contacto con antisépticos (mercurocromo) y roturas de termómetros.
3. *Bálsamo de Perú*. Fundamentalmente en adolescentes por contacto con cosméticos.
4. *Gomas:* Aunque las fuentes de contacto son innumerables, quizá la más importante sea el uso de zapatillas deportivas.
5. *Cosméticos*.

6. *Dicromato potásico.* Después del contacto con pieles teñidas (zapatos, abrigos, objetos cromados, etc.).

7. *Cobalto.* Contenido en pinturas y lápices de cera, objetos metálicos,

8. *Alquitranes de madera.* Usados en cremas y pomadas para tratar niños con eczema o psoriasis.

9. *Benzocaína.* Usado en la infancia como anestésico tópico y también para aliviar el picor.

10. *Neomicina.* Un agente antibacteriano contenido en numerosas pomadas aplicadas a los niños para tratar quemaduras e infecciones cutáneas.

Factores predisponentes

Existe una serie de factores que favorecen el desarrollo de la dermatitis de contacto. Entre los más recurrentes se encuentran:

- Capacidad de la sustancia para penetrar la piel y producir alergia.
- El daño previo de la piel (la dermatitis de contacto es más frecuente en niños con dermatitis atópica que ya tienen de por sí la piel alterada y a través de ella pueden penetrar los alérgenos).
- Grado de sequedad o hidratación de la piel.
- Factores genéticos.
- Grado de humedad y temperatura ambientales.

Diagnóstico

El diagnóstico de esta afección se basa en una buena historia clínica complementada con las denominadas pruebas epicutáneas o pruebas del parche que se llevan realizando desde hace más de 70 años. Consisten en la aplicación, en la parte superior de la espalda, de las sustancias sospechosas durante 48 horas seguidas, observando la respuesta de la piel. Es muy importante, para poder obtener un resultado fiable, que dichas sustancias se mantengan las 48 horas oclusivas en contacto con la piel. Una vez retirados los parches se debe hacer una primera lectura a las 48 horas y una segunda a las 72-96 horas, aunque a veces las pruebas epicutáneas no se ven afectadas por la toma de antihistamínicos.

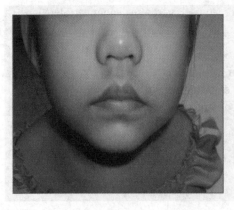

Figura 16. Paciente con diagnóstico de dermatitis de contacto alérgica. Lesiones eritemato-papulosas alrededor de la boca.

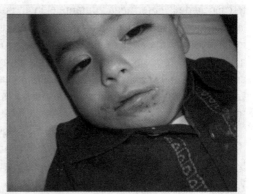

Figura 17. Dermatitis de contacto al chupete con infección estafilococica secundaria. Se observan las lesiones eritemato vesico-costrosas alrededor de la boca.

Tratamiento

El único tratamiento eficaz de la dermatitis alérgica de contacto es identificar y evitar el alérgeno. Esto, aparentemente tan sencillo, puede a veces constituir un importante problema, sobre todo en niños en edad puberal o prepuberal que no suelen comprender y aceptar el problema. Los casos más típicos y frecuentes son los de chicas que tengan que evitar el contacto con cosméticos o joyas, o chicos que deban evitar ponerse zapatillas deportivas.

Mientras se descubre la causa se debe tratar el eczema, considerando que la piel es un órgano que tarda en regenerarse hasta 6 meses, lo cual quiere decir que incluso poniendo los medios adecuados en cuanto a medidas de prevención y tratamiento médico, es posible que la piel no vuelva a la normalidad hasta pasados unos meses y ello no debe entenderse como una mala evolución.

El eczema suele tratarse con soluciones astringentes y medidas antisépticas para evitar la sobre infección durante la fase aguda, y usar corticoides tópicos y cremas hidratantes durante la fase crónica.

7. Enfermedad de Kawasaki

Aunque esta enfermedad de Kawasaki no se diagnostica con frecuencia en Cuba y sólo se han reportado casos aislados. Es una entidad aguda febril de origen desconocido, caracterizada por una vasculitis aguda que afecta a los grandes vasos coronarios y se asocia a otros múltiples trastornos sistémicos. Es importante un rápido diagnóstico, ya que se puede observar anormalidad de las arterias coronarias y, para algunos autores, es posible reducir la aparición de éstas entre el 20 y el 25 %, con el empleo temprano de inmunoglobulina intravenosa.

Diagnóstico

El diagnóstico se realiza tomando en cuenta los criterios dados por la Asociación Americana del Corazón (AHA por sus siglas en inglés) desde 1993. Estos criterios incluyen fiebre de 5 o más días de evolución, exantema polimorfo, conjuntivitis no purulenta, úlceras, fisuras y eritema de labios y mucosa oral, eritema palmar y plantar con descamación posterior y adenopatía única del cuello de más de 1.5 cm de diámetro. Muchas de las características clínicas indican una etiología contagiosa, fiebre, exantema, conjuntivitis, adenopatías. La frecuencia de la enfermedad durante el invierno y la primavera y la naturaleza limitada de la enfermedad son argumentos que sugieren un agente infeccioso potencial. Además, la incidencia máxima en la infancia temprana y la falta prácticamente de la enfermedad en adultos, indican que el agente causante es un microorganismo que provoca una infección asintomática en la mayoría de las personas adultas que ya han adquirido cierta inmunidad. La rareza de esta enfermedad en bebés menores de 3 meses implica la protección pasiva a través de transferencia de anticuerpos maternos.

Ponemos por caso el de un niño de 2 años que comenzó con fiebre e inyección conjuntival, labios enrojecidos y fisurados. Ingresó al hospital y pocos días después comenzó con lesiones papulosas en tranco con lívedo reticularis, aumento de volumen y dolor en tobillos y muñecas, y aparecieron lesiones circinadas en la región perianal y descamación en manos y pies: Con estas características se decidió iniciar tratamiento con intaglobin a 400 mg por kg de peso y a los 5 días de iniciado el tratamiento el cuadro clínico desapareció, sin complicaciones ni secuelas de la enfermedad.

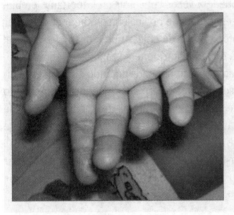

Figura 18. Descamación en pulpejo de dedos. (Imagen de Google).

Durante la infancia muchas enfermedades pueden tener características similares a la enfermedad de Kawasaki y al sarampión, ya que se acompañan de un cuadro exantemático y febril de forma similar. El diagnóstico diferencial con algunas enfermedades de hipersensibilidad ocasionada por drogas, como el síndrome de Stevens-Johnson, puede constituir un reto para el médico ante un paciente con características clínicas similares. Otras enfermedades auto inmunes como el lupus eritematoso sistémico, la periarteritis nudosa infantil, entre otras, deben ser descartadas. El síndrome del shock tóxico por estafilococo y el síndrome de piel escaldada estafilocócica, son entidades importantes al momento de realizar el diagnóstico diferencial por las características clínicas; sin embargo, el cuadro clínico tóxico infeccioso permite realizar la diferenciación y su adecuado tratamiento.

El efecto inmunomodulador de la gammaglobulina está ampliamente estudiado con la regulación de liberación de citocinas por las células inmunocompetentes, y por su efecto antidiotipo, entre otros, los cuales disminuyen el efecto inflamatorio y su acción preventiva en la producción de aneurismas coronarios, de esta forma se sugiere iniciar tratamiento en los primeros momentos del diagnóstico.

8. Dermatitis atópica

Para el diagnóstico siguen utilizándose los criterios clásicos de HANIFIN y RADJA.

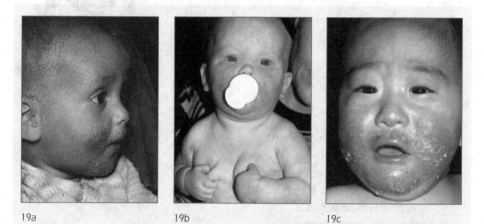

19a   19b   19c

Figuras 19a, b y c. Formas infantiles de la dermatitis atópica, se observan lesiones eritemato papulosas con vesiculación y descamación en casos eczematizados. (Galería I. Google).

Forma infantil

Comienza a partir de los tres meses y culmina alrededor de los dos años. Lesiones eritemato —vesico— costrosas de localización en región malar, cuero cabelludo, cuello y flexuras, siendo la complicación más frecuente la infección secundaria.

Diagnóstico

a) *Criterios mayores:*
- Picor.
- Curso crónico con fases de mejoría y recaída.
- Antecedentes de enfermedades alérgicas previas.
- "Liquenificación" (engrosamiento) de la piel.
- Distribución/morfología típicas.
  - o Lactantes → afectación de la cara (mejillas y frente), detrás de las orejas, tronco, cuello y superficies de extensión de brazos y piernas.

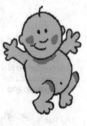

  - o Escolares → afectación de las zonas de flexión, sobre todo de brazos y piernas, muñecas, tobillos y cuello.

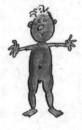

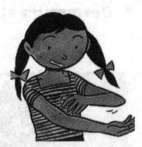

○ Adolescentes → cara (alrededor de ojos y boca), zonas de flexión, dorso de manos y pies.

b) *Criterios menores:*
- Sequedad de la piel.
- Picor inducido por la sudoración.
- Pruebas alérgicas positivas.
- Tendencia a las infecciones cutáneas.
- Tendencia a dermatitis inespecífica de manos y pies.
- Palidez/eritema de la cara.
- Intolerancia a lana/detergentes.
- Hipersensibilidad a ciertos alimentos.
- Influencia por factores ambientales o emocionales.
- Conjuntivitis recurrente.
- Ojeras, etcétera.

c) *Criterios mayores + 1 criterio adicional* (mayor o menor) es diagnóstico de dermatitis atópica.

De forma más simple, se utiliza la "Regla de los 5 dedos"; para realizar el diagnóstico de dermatitis atópica.

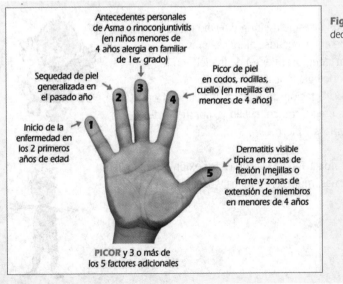

Figura 20. Regla de los 5 dedos.

Antecedentes personales de Asma o rinoconjuntivitis (en niños menores de 4 años alergia en familiar de 1er. grado)

Sequedad de piel generalizada en el pasado año

Picor de piel en codos, rodillas, cuello (en mejillas en menores de 4 años)

Inicio de la enfermedad en los 2 primeros años de edad

Dermatitis visible típica en zonas de flexión (mejillas o frente y zonas de extensión de miembros en menores de 4 años)

PICOR y 3 o más de los 5 factores adicionales

Al tratarse de un escalón más en la llamada marcha alérgica, la dermatitis atópica se asocia con frecuencia a el asma y la rinitis alérgica (más de la mitad de los niños con dermatitis atópica terminan desarrollando asma). La mayor parte de los casos de dermatitis atópica (60%) aparece durante el primer año de vida (en los primeros meses). Un 30% la padece entre el primero y el cuarto año, y en el resto se da más tarde. Conforme el niño va creciendo, si la enfermedad persiste, las zonas afectadas van variando de acuerdo a la distribución apuntada anteriormente: Lactantes → Escolares → Adolescentes.

Esta enfermedad a veces pasa por fases de recaída y de empeoramiento, que con frecuencia coinciden con cambios meteorológicos o estacionales: suelen mejorar en verano y empeorar en invierno.

La dermatitis atópica es una enfermedad multifactorial, en la que intervienen de forma concomitante varios factores: exógenos (ambientales) y endógenos (dependientes del propio individuo, como el estrés emocional).

Figura 21.
Factores del
estrés emocional.

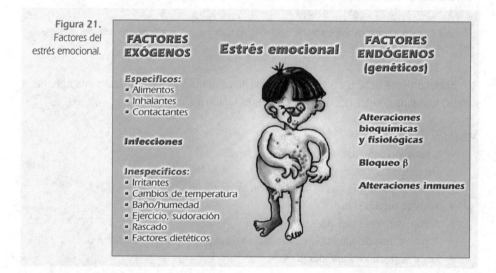

En todo caso, la dermatitis atópica se asocia con frecuencia a la alergia generada por alimentos alérgenos ambientales (ácaros, epitelios de animales). Casi la mitad de los niños menores de dos años presentan alguna sensibilidad a algún alérgeno. Combatir el prurito, romper el circulo vicioso (rascado + prurito + rascado), constituye el objetivo básico del tratamiento de la dermatitis atópica.

Dermatitis atópica tardía

Esta enfermedad de la piel ocurre en la segunda infancia y adolescencia. Presenta lesiones en placas eritemato-papulosas al inicio, rojo oscuro y más tarde con una tonalidad grisácea, liquenificación y xerodermia en cara, cuello, zonas de flexión (cubital y poplítea), cara anterior de las muñecas, antepié, pabellón de las orejas, axilas, ingles. La fascie atópica: rígida, grisácea y pérdida de la cola de las cejas.

Enfermedad de Kawasaki

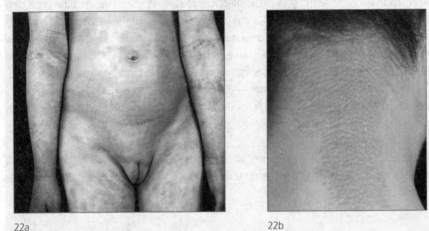

22a   22b

Figuras 22a y b. Dermatitis atópica crónica: eritema, pápulas y escoriaciones diseminadas por tronco y extremidades y placas de pápulas y liquenificación en cuello.

El tratamiento debe particularizarse en cada paciente y debe basarse en una apropiada e individualizada combinación de los siguientes factores:

Medidas generales
- Educación sanitaria del paciente y su familia.
- Forrar los colchones de nylon.
- No debe haber plantas ni animales en la vivienda.
- No usar ropa de lana.
- No aplicar perfumes y talcos.
- Tomar baños de agua tibia e hidratación de la piel con aceite de almendra o vaselina.
- Lavar con jabones antialérgicos.
- Psicoterapia.

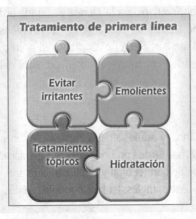

Tratamiento de primera línea

Evitar irritantes

Emolientes

Tratamientos tópicos

Hidratación

Figura 23. Esquema de tratamiento de primera línea.

Tratamiento

Tratamiento sistémico:

- Uso de sedantes.
- Uso de antihistamínicos.
- Antibióticos (si hay infección).
- Vitaminoterapia (vitamina A y complejo B).
- Tratamiento esteroideo (en periodos agudos).
- Inmunoterapia.

Tratamiento local:

- Fomentos antisépticos y antinflamatorios (fase aguda).
- Cremas esteroideas dos veces al día.
- Cremas queratolíticas.
- Fomentos, lociones y cremas con medicamentos conocidos como medicina verde: de manzanilla y aloe.

9. Dermatitis del pañal

La dermatitis en los bebés se observa como una lesión eritematosa, descamativa en el área del pañal y tiene diversas causas. La más común es la dermatitis de contacto irritativa con el material del pañal. Aunque puede haber otras causas como la seborrea, la candidiasis y la psoriasis.

Patogenia

La dermatitis crónica irritante del pañal se debe al calor y a la humedad en la región del pañal, combinada con los efectos de las enzimas urinarias y fecales sobre la piel. En este ambiente es frecuente la infección secundaria por hongos tipo *Candida albicans.* También puede ser por el efecto irritante de sustancias olorosas que se le adicionan a los pañales.

Cuadro clínico

Se localiza frecuentemente en las superficies convexas de las regiones glúteas, el abdomen inferior y muslos superiores, respetando los pliegues. Esta irritación simple se diferencia de la infestación por *Candida albicans,* ya que las placas eritemato escamosas no están rodeadas de lesiones papulosas y pústulas alrededor.

La dermatitis seborreica se caracteriza por placas bien circunscritas, de color asalmonado con lesiones en otras zonas seborreicas del cuerpo como la cara, cuero cabelludo, axilas, región umbilical. En caso de que las lesiones se tornen rebeldes al tratamiento y se presenten otras manifestaciones sistémicas como fiebre, adenopatías, decaimiento, etc., es necesario pensar en otras afecciones como inmunodeficiencias, histociotosis X o acrodermatitis enteropática.

Tratamiento

El tratamiento de la dermatitis irritativa del pañal consiste en tratar primero de eliminar la humedad por el uso del pañal, por eso se aconseja hacer cambios frecuentes de pañales de tela antiséptica. Los esteroides tópicos ligeros como la hidrocortisona al 1 % reducen la inflamación y favorecen la evolución siempre que no se tengan infecciones micóticas sobreañadidas, que en estos casos se deben tratar con antimicóticos tópicos: clotrimazol, nistatina o miconazol. Se utilizan también los ungüentos que contengan oxido de cinc con buenos resultados.

Figura 24. Dermatitis del pañal.

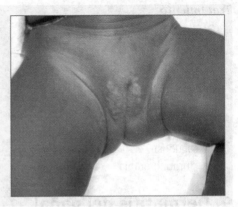

10. Dermatitis seborreica *(Dermatitis de las zonas sebáceas)*

La dermatosis descamativa subaguda o crónica se presenta en las zonas sebáceas, es poco pruriginosa, es decir, que clinicamente muestra lesiones eritemato-escamosas, de escamas grasientas, situadas en las zonas de elevado número de glándulas sebáceas.

Descripción clínica

Es frecuente encontrar en piel y cuero cabelludo lesiones de tipo eritemato-escamosas. Las escamas grasientas de aspecto pitiriasiformes, laminadas o amianteáceas, en sitios de mayor distribución de glándulas sebáceas: en el cuero cabelludo, región preesternal, ínter escapular y en flexuras.

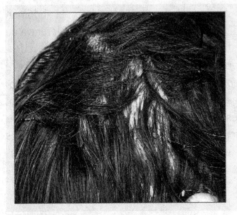

Figura 25. Dermatitis seborreica amiantiácea: se observan las escamas mielicéricas amarillentas adheridas al pelo.

Tratamiento

Local. En el cuero cabelludo.

- Lavado de cabeza con champú que contenga antimicóticos, ejemplo: ketoconazol, sulfuro de selenio, de cadmio, propóleos y aloe.
- Champú de pitiriona de zinc, breacina, placenta y esteroides.
- Lociones de resorcina, ácido salicílico, esteroides y mercurio amoniacal.

Local. En las formas cutáneas.
- Cremas esteroideas.
- Cremas antimicóticas.
- Lociones queratolíticas.
- Retinoides.

Sistémico
- Antihistamínicos.
- Antimicóticos. (Ketoconazol, fluconazol, itraconazol)

11. Impétigo

Las piodermitis suelen clasificarse en primarias y secundarias en relación con otras dermatosis. Las primarias se dividen en foliculares y extrafoliculares y éstas a su vez se subdividen en superficiales y profundas. El impétigo contagioso, la enfermedad que nos ocupa, es una piodermitis primaria extrafolicular superficial de las más frecuentes por su alta morbilidad, incidencia y prevalencia.

El impétigo contagioso es causado por cocos piógenos, como el *Staphylococcus Aureus* (fago 71), en el 90 % de los casos, por el estreptococos ß hemolítico y también por la combinación de ambos, aunque en ocasiones el foco séptico se puede encontrar distante del origen de la misma. La piel normal no proporciona un hábitat favorable para el estreptococo, el cual coloniza con mayor facilidad la piel lesionada, el estafilococo, sin embargo, se trasmite fácilmente a partir de lesiones infectadas, portadores orales y nasales, es una enfermedad benigna y auto inoculable.

Esta enfermedad presenta dos formas clínicas fundamentales, el impétigo superficial y el impétigo ampollar. El impétigo superficial es la infección bacteriana más común en los niños, de localización frecuente en cara, alrededor de los orificios y extremidades. Es causado fundamentalmente por el estreptococo beta hemolítico del grupo A, es muy contagioso sobre todo cuando se tiene un estrecho contacto, por ejemplo, en una familia o colectividad, esta enfermedad puede trasmitirse de un niño a otro. Tiende a ser más frecuente a finales del verano y principios del otoño.

Impétigo superficial

Descripción clínica
- Se caracteriza por lesiones costrosas amarillentas, gruesas, adherentes y recurrentes con un borde eritematoso.

Patogenia
- Estreptococo beta hemolítico Grupo A.
- Estafilococo áureo.
- Se encuentran juntos o separados.

Manifestaciones clínicas
- Las lesiones se localizan en cara, cuero cabelludo y extremidades.

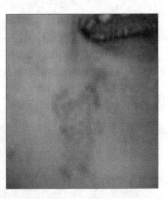

Figura 26. Impétigo superficial: se observan lesiones vesico-pustulosas superficiales.

- Pueden extenderse a otras áreas por el rascado.
- Se inicia como pápula eritematosa, abrasión o una picadura de insecto.
- Evoluciona con rapidez a la forma costrosa ("costras mielicéricas")
- Exuda un líquido seroso de color ámbar.
- La lesión central puede estar rodeada de lesiones satélites costrosas puntiformes.

El cuadro clínico es muy sugestivo y se apoya en el cultivo bacteriológico (Tinción de Gram) del líquido de vesículas y pústulas.

Complicaciones: glomerulonefritis pos-impétigo estreptocócico, más frecuente en cepas del estreptococo beta hemolítico del grupo A y a cepas nefritogénicas del tipo 49, 2, 55, 56 y 31. Es muy frecuente en niños de 3 a 7 años con predomino a los 12 años. No se reporta artritis reumatoide después de esta infección.

Impétigo ampolloso

Descripción clínica

Se caracteriza por presentar lesiones ampollosas superficiales de pared delgada, que se rompen y desarrollan una costra tipo barniz, delgada, flácida y transparente. Se rompen con facilidad y contienen líquido que varía de ámbar a turbio ligero (blanco opaco o amarillo) agrupadas o en una sola región. Son producidas por el estafilococo áureo.

El impétigo no ampolloso se presenta después de la inoculación de bacterias patógenas en la piel lastimada que produce hendiduras intraepidérmicas y de ampollas. Le favorecen la humedad, mala higiene, el calor y la presencia de afecciones crónicas de la piel por lo que son más frecuentes estas infecciones en pacientes con dermatitis atópica.

La principal causa es el estafilococo áureo del grupo II fago, que produce una toxina, la exfoliatina, que provoca hendiduras intraepidérmicas y de ampollas. Estafilococo o estreptococo B hemolítico del grupo A.

Tratamiento

En el impétigo ampolloso se aconseja el uso de antibióticos orales, ya que durante mucho tiempo han sido el tratamiento de elección, entre los más utilizados están:
- Dicloxacillin: 15 mg/kg/24 h, distribuidos en 4 dosis.
- Cefalexina: 60 mg/kg/24 h, suministrados en 4 dosis, durante 7 o 10 días.
- Amoxicillina y Acido Clavulánico: 20 mg/kg/día por 10 días.

Para alérgicos a las penicilinas se sugiere el uso de macróglidos como:
- Eritromicina: 50 mg/kg/24 h, divididos en 4 dosis (máximo: 2 g/día).
- Claritromicina: 250 a 500 mg 3 v/d por 10 días.

- Azitromicina: 250 a 500 mg 3 v/d por 7 días.
- Clindamicina: 150 a 300 mg por 10 días, 15 mg/kg/día en niños.
- Sulfaprin: 2/4 tabletas en una o dos dosis al día.
- Ciprofloxacina: 500 mg por 7 días.

Sin embargo, en los últimos años, la resistencia de los *Staphylococcus* a los antibióticos orales, sobre todo a la eritromicina, ha sido mayor y, al mismo tiempo, el tratamiento antibiótico tópico ha demostrado ser eficaz, al disminuir los efectos adversos, pues las concentraciones locales altas en el sitio de la lesión tienen un efecto bactericida, además que los niños obedecen mejor al tratamiento tópico que al oral. Entre los antibióticos tópicos idóneos usados en el tratamiento está la mupirocina, pues es útil tanto para el impétigo causado por el estafilococo como por el estreptococo, siendo la tasa de respuesta de un 80 a 98 %. También se utilizan otros antibióticos como la bacitracina, neomicina, polimixina B, gentamicina y el ácido fusídico. El ácido fusídico al 2 % ejerce un efecto similar al de la mupirocina en el tratamiento tópico de las piodermias, aunque su efectividad puede ser ligeramente menor.

El uso de fomentos antisépticos forma parte importante del tratamiento. Los más comunes son: permanganato de potasio, acriflavina y, más recientemente, los fomentos de agua ozonizada por las propiedades antimicrobianas que posee.

Hasta hace 20 años, la mayor parte de los casos de impétigo no ampolloso eran causados por el estreptococo B hemolítico del grupo A y se trataban con penicilina, pero hoy día se conoce que la mayor parte se producen por el estafilococo áureo y son cepas resistentes a la penicilina por lo que los antibióticos de elección son las cefalosporinas de primera y segunda generación como la cefalexina.

Los pacientes con impétigo recurrente pueden ser colonizados en las fosas nasales por el estafilococo áureo, de ahí que el uso de gotas nasales de mupirocina que eliminan la colonización de esta bacteria.

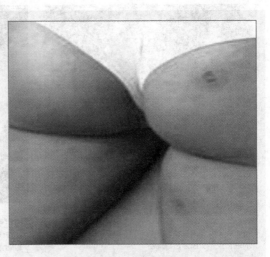

Figura 27. Impétigo ampolloso: lesiones eritemato-costrosas y ampollosas en extremidades.

12. Ectima

Es una lesión más profunda que la del impétigo, por lo cual recibe el nombre de impétigo ulcerado. Su etiología bacteriana es producida por el estreptococo beta hemolítico del grupo A y también por el estafilococo áureo (como colonizador secundario).

Descripción clínica

Presenta ulceraciones redondeadas, de aspecto en "sacabocado", únicas o escasas en número, de 1 a 3 cm de diámetro, cubiertas por una costra amarillenta. Se localizan usualmente en las piernas de personas con edema crónico o enfermedades graves. Las lesiones tardan en recuperarse y dejan cicatrices.

Tratamiento

- Antibióticos orales: eritromicina o dicloxacilina VO, cefalosporinas en dosis pediátrica.
- Fomentos de solución antiséptica si hay gran exudación.
- Antibiótico de terapia local: gentamicina, triple antibiótico, neomicina dos o tres veces al día.

13. Larva migrans *(Sinónimos: Eritema raptante, D. veminosa)*

Descripción clínica

Esta dermatosis aguda es producida por parásitos móviles en la piel como la *Ancylostoma caninum* y *basilense*, la cual se adquiere por contacto con las heces de los perros y gatos, cuyas lesiones predominan en la espalda y las extremidades, principalmente en la planta del pie. Se caracterizan por trayectos sinuosos eritematosos móviles, migratorios y pruriginosos. Su curación puede ser espontánea.

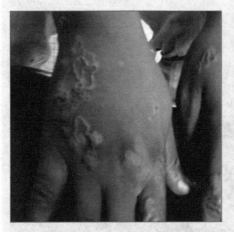

Figura 28. Larva migrans en mano formando trayectos sinuosos en piel.

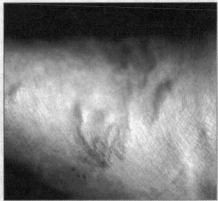

Figura 29. Lesiones en antebrazo de larva migrans. Se pueden apreciar los trayectos sinuosos y el eritema.

Patogenia

Es producida por nematodos que transportan perros y gatos como huésped natural (intestino). En el hombre se presenta como huésped irregular ya que el parasitismo es limitado. El período de incubación puede ser de días o de meses. Cuando alcanza a llegar al torrente sanguíneo suscita un exantema conocido como el Síndrome de Loeffler, no es más que una alergia a sustancias liberadas por destrucción de las larvas, que produce una infiltración pulmonar y eosinofilia.

Diagnóstico

Las manifestaciones clínicas casi siempre sirven para realizar el diagnóstico, pero si se requiere confirmar se practica una biopsia de la lesión para observar la larva de *Ancylostoma* en la superficie de la epidermis.

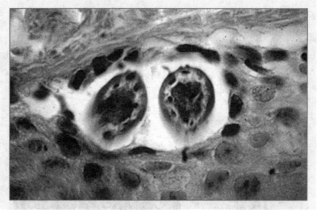

Figura 30. H/E Corte de la larva *Ancylostoma* en la superficie de la epidermis. (AP Lever).

Tratamiento

- Destrucción de la larva con cloruro de etilo. Cloroformo o criocirugía en la parte terminal del túnel o resección quirúrgica de la misma.
- Tiabendazol: 20-50 mg/kg/día, 2 dosis por 3 o 4 dias. Aplicar dos ciclos en intervalos de 7 días.
- Albendazol 200-400 mg en DU.
- Tiabendazol crema 2% o loción 10-15%, frotar 6 o 7 veces al día.

14. Pediculosis

La ectoparasitosis o pediculosis es causada por insectos de la familia *Pediculidae*, conocidos comúnmente como piojos. Los insectos pertenecientes a esta familia son parásitos hematófagos que afectan exclusivamente a mamíferos, además de ser muy estrictos en la especificidad del hospedero. Carecen de alas, poseen tres pares de patas y tres segmentos corporales: cabeza, tórax y abdomen. Dos clases de piojos infestan al ser humano: *Pediculus* y *Phthirus*, cada uno con una sola especie propia del hombre: *Pediculus humanus* y *Phthirus pubis*.

El *P. humanus* presenta dos variedades de morfología muy similar, pero de localización y potencial patógeno diferentes: *P. humanus capitis* o piojo de la cabellera y *P. humanus vestimentis* o piojo de la ropa. Este último es capaz de actuar como vector biológico de agentes infecciosos de enfermedades trasmisibles no zoonóticas: el tifus exantemático, la fiebre recurrente y la fiebre de trincheras.

El *Phthirus pubis* o ladilla, es morfológicamente distinto y se localiza básicamente en la región pilosa génito-abdominal propia del adulto. Cuando afecta al niño prepúber compromete cejas y/o pestañas; en estos casos se debe descartar posible abuso sexual y estudiar otras ETS (Enfermedades de Trasmisión Sexual) eventualmente concomitantes. Las manifestaciones clínicas, especialmente las relacionadas con el prurito, son consecuencia de la sensibilización alérgica a la saliva inoculada al picar. Las personas infestadas constituyen el principal reservorio de esta parasitosis, puesto que los piojos no viven más de 48 horas fuera del hábitat que les permite alimentarse.

Pediculosis capitis

El agente causal habita en el cuero cabelludo. La hembra deposita los huevos (liendres) en el pelo y se adosan al pelo por una sustancia quitinosa. Produce lesiones tipo costras, descamación y prurito. También fiebre, anorexia y pérdida de peso. El diagnóstico se hace al hallar huevos en pelo (plica polónica).

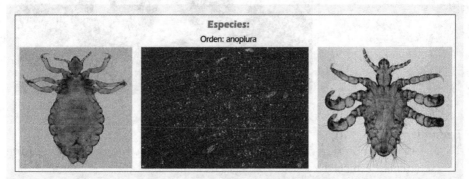

Figura 31. Especies de ácaros humanos.

Pediculosis corporis

El parásito no vive sobre la piel, sino en la ropa donde depositan los huevos. Pasan al cuerpo sólo a alimentarse y luego regresan a la ropa. Se ubican en regiones ínter escapulares, hombros y cintura. Dejan lesiones inflamatorias, con costra puntiforme en el sitio de la picadura. También producen prurito, pápulas, escoriaciones y habones. Pueden dejar pigmentación residual y su presencia es frecuente en ancianos y personas hacinadas.

Pediculosis pubis

La hembra fija sus huevos en los pelos púbicos, pero con la diferencia que toma la base de ellos. Cuando la infestación es grave pueden verse en todas las zonas del cuerpo que sean pilosas. Se genera el prurito y escoriaciones en la piel por rascado. También produce una piodermitis conocida como *mácula cerúlea* que aparece en el costado del tórax y abdomen como una mancha color azul pizarra de 7 cm o más. Se cree que es una reacción alérgica a la picadura del parásito.

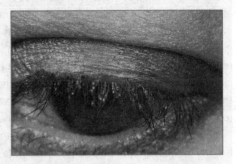

Figura 32. Infestación por piojo en pestañas. (Uso de fisostigmina 0.25% ungüento oftálmico u óxido amarillo de mercurio o cloranfenicol).

Tratamiento

Para su tratamiento existen diversos pediculicidas efectivos por vía tópica. Considerando que los huevos son más resistentes que el piojo adulto al efecto de los insecticidas, siempre es recomendable una segunda aplicación a los 7 días, para eliminar las formas juveniles del parásito, generadas eventualmente con posterioridad a la primera aplicación.

Debe realizarse el tratamiento al caso índice y sus contactos habituales, en especial a los miembros del grupo familiar, independiente de la presencia o no de manifestaciones clínicas. La forma farmacéutica en loción es más efectiva que la de un champú. Una vez aplicado el medicamento, enjuagar con una solución de ácido acético (una cucharada sopera de vinagre por cada litro de agua) y a continuación pasar un peine de dientes finos en que el espacio entre ellos no sea superior a 0.5 mm para eliminar las liendres.

Es necesario evaluar la indicación de antihistamínicos orales en caso de prurito significativo o de antibióticos sistémicos si hay infección bacteriana asociada.

Los antiparasitarios más usados son la piretrina y los derivados piretroides: hexaclorociclohexano y crotamiton. Las piretrinas son muy neurotóxicas para los insectos, pero de escasa o nula acción contra mamíferos. Por esta razón estas sustancias son las drogas de elección, especialmente en la edad pediátrica.

En los países desarrollados el derivado piretroide sintético más usado es la permetrina diluida al 2%. Previo lavado del cabello, se aplica y se deja actuar durante un período superior a 10 minutos, pero inferior a 2 horas; luego se enjuaga con agua corriente, sin aplicar champú cosmético para no anular su efecto residual estimado de 7 a 10 días.

Las escasas reacciones adversas se limitan a dermatitis de contacto. Se utilizan en lactantes, niños de mayor edad y adultos. Se han comunicado casos de su empleo, sin problemas, en lactantes de hasta 23 días de nacidos. Con éxito terapéutico han sido ensayadas fórmulas en que se adiciona piperonil butóxido (P.B.) a piretrinas y a otros derivados piretroides, que por su efecto sinérgico permiten tratamientos más cortos que los inicialmente descritos y también aminorar los efectos secundarios en piel. Ejemplos de estas asociaciones son piretrina 0.3% más P.B. 2.65%, decametrina 0.02% más P.B. 2.5% y deltametrina 0.02% más P.B. 2.5%.

Los hexaclorociclohexanos son insecticidas organoclorinados, químicamente muy estables, que permanecen en el ambiente por tiempo prolongado. En los vertebrados se acumulan principalmente en tejido graso, siendo su efecto fundamental neurotóxico. El isómero más representativo es el gamma, conocido como lindano, que ha sido utilizado por décadas en el tratamiento de la pediculosis. Se prepara al 1 % y una vez aplicado debe permanecer en contacto con el paciente por lo menos durante 4 minutos, para luego ser removido enérgicamente con agua y champú corriente. En los niños el porcentaje de superficie corporal representado por la cabeza, es mayor que en el adulto, razón por la cual los riesgos de toxicidad aumentan. Está contraindicado en menores de 2 años, embarazadas y personas con trastornos neurológicos. En atención a estas consideraciones y al aumento de casos de resistencia *in vivo* o *in vitro* está señalado como una droga de segunda y tercera línea por la FDA.

Para esta ectoparasitosis no tiene fundamento actuar sobre el ambiente circundante; los únicos sitios donde tendría justificación la práctica de lavar con agua a temperatura > 55 °C por 10 minutos y/o planchar con plancha bien caliente el día del tratamiento, sería en la ropa de cama (fundas y sábanas) y en ciertos fomites, anteriormente señalados. Se debe insistir en el lavado frecuente del cuero cabelludo al menos 3 veces por semana.

15. Síndrome de la piel escaldada *(Estafilocócica)*

El síndrome de la piel escaldada presenta un cuadro eritrodérmico agudo que evoluciona a despegamientos epidérmicos superficiales amplios. Se conoce también como Enfermedad de Ritter von Rittershain. Ocurre principalmente en lactantes y niños. Es causada por cepas dermatopáticas del estafilococo áureo (grupo II Fagos 3A, 3B, 55 y 71) que producen toxinas epidermolíticas.

La toxina segmenta en forma longitudinal la epidermis a nivel del estrato granuloso.

Manifestaciones clínicas
- El niño puede no sentir molestias ni presentar fiebre o escalofríos.
- Eritema generalizado de inicio súbito y más frecuente en zonas periorificiales, genitales y tronco.
- La piel es muy sensible y al movimiento se produce dolor.
- La piel tiene aspecto escaldado o de quemadura por agua caliente.
- Se encuentra plegada y asemeja a la nata de leche hervida.
- Signo de Nikolski positivo: La piel se despega con facilidad a la mínima fricción con el dedo.
- Fuente de la toxina: conjuntivitis, amigdalitis o desconocida.
- La piel cura sin dejar cicatrices, alteración pigmentaria o pérdida de pelo.
- Diagnóstico histopatológico (separación de la piel intradérmica), microbiológico (frotis de secreción de nariz, garganta o conjuntiva).

Tratamiento
- Dicloxacilina 50 mg/kg/día en 4 dosis.
- Oxacilina o nafcilina parenteral 75 a 100 mg/kg/día c/6 horas.
- Evitar corticosteroides.

16. Tiñas: capitis, corporis y crural

Las tiñas son infecciones superficiales del tejido queratinizado causadas por hongos dermatófitos. El estudio de las dermatofitosis ha sido favorecido por el carácter superficial de sus manifestaciones clínicas.

Estas infecciones fueron descritas en los primeros relatos históricos. *tiña*, un nombre que persiste en la actualidad, se refiere literalmente a una larva de insecto (polilla de la ropa) que era considerada por los romanos la causa de la infección. En el siglo XIX, el trabajo de una serie de observadores culminó en el cultivo del microorganismo responsable de la tiña y la provocación experimental de enfermedades por inoculación cutánea del hongo. Sabouraud, al publicar *Les Teignes* en 1910, clasificó los dermatófitos y efectuó otras observaciones clínicas y terapéuticas, que hoy en día conservan su exactitud.

Los dermatófitos conforman 39 especies estrechamente relacionadas con 3 géneros imperfectos: *Microsporum*, *Trichophyton* y *Epidermophyton*. Ahora se ha reconocido el estado perfecto o sexual de 21 de los dermatófitos. En los últimos años se ha estudiado exhaustivamente la inmunología de las infecciones por dermatófitos, no obstante, el conocimiento en esta área es aún incompleto. La resistencia de las infecciones por dermatófitos puede implicar mecanismos inmunológicos o no, por ejemplo, después de la pubertad sobreviene una resistencia natural a la tiña del cuero cabelludo, causada por el *M. audouinii*.

Algunos autores atribuyen esta resistencia al aumento de ácidos grasos saturados fungistáticos y fungicidas de cadena larga, que se producen después de la pubertad. Además, una sustancia conocida como factor inhibitorio sérico (SIF) parece limitar el crecimiento de los dermatófitos al estrato córneo en la mayoría de las circunstancias. No es un anticuerpo, pero es un componente dializable, termolábil del suero fresco.

La transferrina fija el hierro que necesitan los dermatófitos para continuar su crecimiento; asímismo, se ha identificado un inhibidor de la alfamacroglobulina queratinasa en el suero, lo cual puede modificar el crecimiento de los microorganismos. La infección induce la producción de anticuerpo precipitante, hemaglutinantes y fijadores del complemento: IgG, IgM, IgA e IgE. Sin embargo, estos anticuerpos no son especies específicas y tienen reacción cruzada con otros hongos dermatófitos y saprofitos, incluidos los trasmitidos por el aire.

También se ha observado que los anticuerpos tienen reacción cruzada con el isoantígeno del grupo A de sangre humana y la sustancia intercelular de la epidermis. En las infecciones crónicas por *T. rubrum* y las dermatofitides han sido acompañadas por anticuerpos fijadores de complemento y precipitantes. El principal mecanismo inmunológico de defensa en las infecciones por dermatófitos es la respuesta de hipersensibilidad retardada tipo IV.

Tiña capitis o tiña del cuero cabelludo

Es una dermatofitosis o infección conjunta del cuero cabelludo y los pelos, causada por diversas especies de hongos filamentosos, los géneros *Microsporum y Trichophyton,* caracterizada por placas seudo alopécicas y eritemato-costrosas.

La fuente de infección depende de si el agente causal es geofílico, zoofílico o antropofílico. Estos factores tienen una participación en determinar el grado de inflamación clínica. Los microorganismos antropofílicos mantienen su virulencia en la transmisión interpersonal, lo que permite que el carácter epidémico sea una característica prominente de estas infecciones. Es frecuente en niños de 4 a 14 años por la especie de *Trichophyton*.

Descripción clínica

Los microorganismos que causan la tiña del cuero cabelludo se manifiestan de dos diferentes formas clínicas:

- Tiña seca de la cabeza o no inflamatoria: tricofítica y microspórica.
- Tiña inflamatoria: Querión de Celso, granulomas dermatofíticos y tiña favus.

Tiña seca de la cabeza o no inflamatoria. Es la variedad más común e inicia con el crecimiento radiado del hongo mediante sus micelios o filamentos, que invaden todo aquello que tiene queratina y, por consecuencia, el pelo, que es un tallo rígido de esta sustancia. Los pelos son atacados a nivel de la base de la porción intrafolicular, de manera que se degrada la queratina a nivel del bulbo y matriz, por lo tanto el resto del pelo cae debido a que la raíz pierde fuerza para sostenerlo, lo que da origen a pequeños pelos cortos.

Todo este proceso explica la morfología y sintomatología clínica, constituida por placas seudo alopécicas que pueden ser únicas o varias; el tamaño de las placas varía según la evolución del padecimiento. Pequeños pelos rotos y cortos, envainados, decolorados, de aproximadamente 2 a 5 mm, en ocasiones blanquecinos, por la gran cantidad de esporas que contienen; también se observan como puntos negros enterrados en la piel, con presencia de escamas más o menos abundantes.

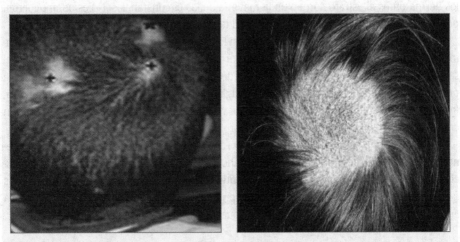

Figura 33. Tiña capitis tricofítica.   **Figura 34.** Tiña capitis microspórica.

En el caso de los niños, las madres refieren que están perdiendo pelo, y en apariencia así lo parece, pero si observamos la zona con una lupa se apreciará el aspecto de los pelos parasitados, diferenciándose de la tricotilomanía, en la que los pelos se ven cortos a diferentes alturas, sin cambio de color ni forma.

La tiña seca de la cabeza o no inflamatoria presenta dos variedades morfológicas:

Tricofítica. Causada generalmente por el *T. tonsurans* y otros como el *T. mentagro-phytes*, *T. violaceum*, *T. schoenleinii*. Se presenta en forma de placas pequeñas, escamosas, con pocos pelos cortos (signo del escopetazo), como pequeños granos de pólvora. Las placas seudo alopécicas escamosas se entremezclan con pelos sanos, dando el aspecto similar a una dermatitis seborreica. Al observarlos en el microscopio, estos pelos tienen una parasitación tipo endotrix.

Microspórica. Producida por el *M. canis* y otros como el *M. gypseum*, *M. ferrugineum*, *M. audouinii*. Se presenta una sola placa grande, seudo alopécica, circular, escamosa y con abundantes pelos cortos de aproximadamente 4 a 5 mm, dando el aspecto como si hubiesen sido cortados al mismo nivel (segados). En el microscopio se aprecian los pelos parasitados por fuera y por dentro (ectoendotrix).

Tabla 2. Esquema comparativo.

Tiña microspórica	Tiña tricofítica
Placas grandes y en poco número.	Placas pequeñas y en mayor número.
Todos los pelos afectados.	No todos los pelos se afectan.
Prurito intenso.	Prurito ligero.

Existen otros tipos de tiñas inflamatorias:

Querión de Celso. Es un estado inflamatorio de defensa e irónicamente más perjudicial al huésped. Ocurre cuando el huésped se entera de la existencia del hongo y pone en juego sus mecanismos inmunológicos para eliminarlo. Este proceso se realiza a través de la inmunidad celular. El hecho de que los agentes causales sean más frecuentemente de origen zoofílico, no tiene que ver con la capacidad agresiva del dermatófito, sino con las variantes antigénicas que por lo regular no han sido reconocidas por el organismo.

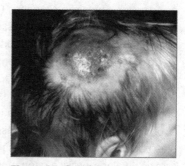

Figura 35. Querión de Celso. (Imagen de Google).

Es producido por el *M. canis* y el *T. mentagrophytes*. Desde el punto de vista clínico, se puede observar un espectro de cambios inflamatorios; inicia como una tiña seca, compuesta por una o varias placas seudo alopécicas, con descamación y pelos cortos; el padecimiento comienza a presentar más eritema e inflamación; esto da paso a una lesión tumoral, de bordes bien definidos, dolorosa y cubierta de numerosas pústulas, de las que drena abundante pus, y es por esta imagen clínica que recibe el nombre de querión, que significa "panal de abejas".

El síntoma más importante en esta entidad es el dolor; se pueden presentar adenopatías satélites y retroauriculares; si el proceso continúa, paulatinamente los pelos cortos son expulsados o quedan bajo el proceso inflamatorio.

Granulomas dermatofíticos. Conocida también por tiña profunda, granuloma tricofítico, granuloma de Majochi y enfermedad de Wilson). Son producidos cuando los dermatófitos, por una falta de los sistemas defensivos de detección de la piel, penetran más allá de la capa córnea e invaden la dermis y en ocasiones otras estructuras. Casi siempre son causados por algunas especies del género *Trichophyton*, sobre todo antropofílicos. Los animales domésticos y las mascotas se están convirtiendo en una creciente fuente de este tipo de infecciones (*M. canis* en gatos o perros), principalmente en áreas urbanas.

La trasmisión se puede producir a través del contacto directo de una determinada especie animal o indirectamente por el pelo infectado de animales que es transportado en prendas de vestir, incluso está presente en establos y forrajes contaminados. Se presenta en todas las edades, con mayor frecuencia entre los 30 y 40 años. Entre los factores predisponentes se encuentran la tiña previa o crónica, diabetes, desnutrición, pubertad retardada, pacientes inmunodeprimidos como son: linfomas, leucemias, terapia con citotóxicos y esteroides sistémicos.

Con mayor frecuencia se presentan en la piel lampiña, sobre todo en miembros inferiores, superiores, tronco y cara, y excepcionalmente en la cabeza, afectando el cuero cabelludo.

En ambas topografías (cabeza y piel lampiña) los granulomas se manifiestan en tres fases: la primera fase o **herpética**, es similar e indistinguible de una tiña seca; está constituida por placas escamosas, seudo alopécicas y con pequeños pelos cortos; es poco pruriginosa y sumamente crónica; esto da paso a la segunda fase o **nodular**, formada por pequeños nódulos de aproximadamente 2cm de diámetro, duros y dolorosos a la palpación, que tienden a reblandecerse para dar paso a la tercera fase o **degenerativa**, constituida por úlceras y fístulas que se comunican entre sí, de las que sale un exudado purulento, espeso y abundante en estructuras fúngicas. No tienen tendencia a la curación espontánea.

Tiña fávica o favus. Es causada por el *Trichophyton schoenleinii*, que afecta el cuero cabelludo en forma de clásicos godetes fávicos y excepcionalmente ataca la piel lampiña y las uñas. El padecimiento se presenta por lo general en niños y no se cura espontáneamente en la pubertad, por lo que puede aparecer en algunos adultos.

La tiña fávica se inicia en forma de placas eritemato escamosas con un punteado rojizo, que posteriormente se convierten en costras elevadas; cuando el proceso está conformado se observan tres características clásicas: los godetes fávicos, que son una especie de cazoleta o escudete que están compuestos por el exudado seco y elementos miceliares acumulados; esto da un olor especial a ratón mojado. Los pelos fávicos son largos, decolorados, amarillogrisáceos, deformados y sin brillo, presentando zonas de alopecia verdadera y difusa.

Los síntomas más comunes son el intenso prurito y el ardor. A diferencia de las otras tiñas, la tiña favus no cura espontáneamente con la pubertad y su tratamiento debe ser más prolongado por las constantes recidivas que presenta. En casos muy inflamatorios, las placas pueden ser elevadas, rojas, pustulosas, lo que se conoce como granuloma tricofítico o de Majocchi.

Tiña corporis o tiña del cuerpo (Tinea circinada)

La tiña del cuerpo incluye arbitrariamente todas las infecciones por dermatófitos de la piel glabra, con exclusión de ciertas localizaciones específicas (palmas, plantas e ingles).

Etiología. Todas las especies de dermatófitos pertenecientes a los géneros *Trichophyton*, *Microsporum* o *Epidermophyton* son capaces de provocar tiña del cuerpo. Los tres agentes causales más comunes son *T. rubrum*, *M. canis* y *T. mentagrophytes*.

Epidemiología. El microorganismo responsable se trasmite por contacto directo con un individuo o animal infectado; asimismo, se puede trasmitir a través de fomites inanimados, como la vestimenta y los muebles. Aunque hay cierta controversia sobre este punto, muchos autores consideran que esta tiña se debe a la transferencia de infección de otros sitios afectados del mismo paciente. Es evidente que un clima tropical o subtropical se asocia con una mayor frecuencia y severidad de la tiña del cuerpo. Muchas de estas infecciones son causadas por el *M. canis* y lo más probable es que este microorganismo se adquiera por contacto con mascotas (en especial gatos y perros).

Manifestaciones clínicas

La tiña del cuerpo tiene diversas presentaciones clínicas. La más frecuente es la lesión anular típica, con un borde activo eritematoso y, en ocasiones, vesiculoso; con frecuencia, el centro de la lesión presenta aclaramiento, pero puede haber variaciones. El síntoma más importante es el prurito. A menudo, en las tiñas del cuerpo producidas por el *T. rubrum*, el centro presenta anillos concéntricos, puede haber placas de infección confluentes y se observan lesiones policíclicas o psoriasiformes. Es evidente que debe haber un alto índice de sospecha de tiña, ante todo *rash* rojo, escamoso.

Esta enfermedad puede aparecer en cualquier área. Cuando la causa es un microorganismo zoofílico, las lesiones se localizan en piel expuesta (cabeza, cuello, cara y brazos); y cuando es secundaria al *M. canis*, las lesiones pueden ser inusitadamente numerosas. La producida por microorganismos antropofílicos afecta áreas ocluidas o de traumatismo.

Diagnóstico

Se basa en la clínica y en el laboratorio. Las muestras para examen con KOH se toman del borde activo de la lesión, donde son más numerosos estos microorganismos. Se visualizan hifas tabicadas ramificadas en el estrato córneo; si hay lesiones bulosas, la mayor cantidad de microorganismos se encuentran examinando el techo de la ampolla; por último, si las lesiones son granulomatosas dérmicas no se debe realizar sólo el examen directo, es necesario el cultivo. El material infectado se debe inocular en agar dextrosa de Sabouraud con antibióticos. Se requieren 4 semanas de incubación a temperatura, antes de descartar las placas de cultivo.

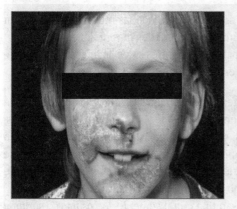 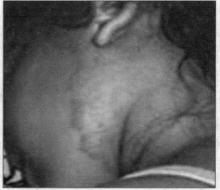

Figura 36. Tiña en la cara.   **Figura 37.** Placa con borde activo. (Imagen Google).

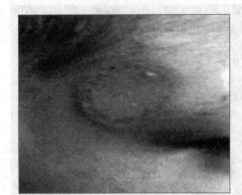

Figura 38. Tiña circinada con borde vesiculoso.

Tratamiento

Para las lesiones aisladas de la tiña del cuerpo, los agentes tópicos como el nitrato de miconazol al 1 %, el clotrimazol al 2 % y otros imidazoles tópicos, o piridonas como la ciclopiroxolamina al 1 %, son los más efectivos. También se pueden utilizar pomadas de azufre y ácido salicílico como la Whitfield, tolnaftato o pinceladas a base de timol salicílico y otras.

Para las lesiones generalizadas más inflamatorias se indica griseofulvina en una dosis equivalente a 0.5 g o 1 g/día, según la variedad utilizada. En las infecciones que no responden a la griseofulvina puede ser útil el ketoconazol.

Tiña crural (Tinea cruris)

La tiña crural es una dermatofitosis que se localiza en la región inguinal, en los genitales, el área pubiana, la piel perineal y la perianal. La tiña crural es casi exclusivamente una dermatosis masculina.

Las razones de estas preferencias dependen de varios factores:

1. Los hombres usan prendas de vestir más oclusivas que las mujeres.
2. Debido al escroto, la piel de la región inguinal de los hombres puede estar sujeta a una mayor área de oclusión.
3. En general, los hombres tienen más actividad física que las mujeres, por lo que la ingle puede permanecer caliente y húmeda por períodos más prolongados.
4. En los hombres puede haber mayor incidencia de otros sitios de infección por ejemplo, Tinea pedis, que funciona como reservorio para casos de tiña crural.

Los factores ambientales son importantes en el comienzo y propagación de la tiña crural. Estas infecciones son más frecuentes en los meses de verano o en climas tropicales, en los que el calor y la humedad son altos. Si se agrega la oclusión por prendas de vestir o trajes de baño húmedos, se crea un medio óptimo para la iniciación o el recrudecimiento de esta infección. Una última consideración epidemiológica importante es la participación de dermatofitosis de otras partes del cuerpo como reservorio de auto infección en la tiña crural. Los microorganismos más comunes que causan tiña crural son el *E. floccosum*, *T. rubrum* y *T. men-tagrophytes*.

Descripción clínica

El prurito es un síntoma común; puede haber dolor si el área comprometida sufre maceración o infección secundaria. Se observa compromiso bilateral, a menudo asintomático, de las lesiones genito crural y superointerna del muslo. La lesión clínica se caracteriza por presentar un borde sobre elevado bien definido, que puede estar compuesto por múltiples papulo-vesículas eritematosas. El rascado crónico puede causar liquenificación y manifestarse como un cuadro tipo liquen simple crónico.

Diagnóstico

Se efectúa por el cuadro clínico típico asociado con microscopia o cultivo positivo. En los hallazgos de laboratorio de las escamas infectadas, examinadas con KOH al 10-30 %, muestran hifas tabicadas. Los cultivos inoculados en medio de Sabouraud con antibióticos e incubados a temperatura ambiente, permitirán el crecimiento del microorganismo responsable en dos semanas. Otras dermatosis que presentan un cuadro clínico similar en la región crural son la psoriasis, la dermatitis seborreica, la dermatitis de contacto, el eritrasma y el liquen simple crónico. La candidiasis se distingue por una mayor incidencia de compromiso escrotal evidente y la presencia de pústulas satélites en la periferia de placas eritematosas brillantes.

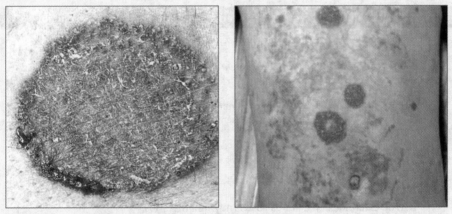

39a   39b

Figura 39a y b. Placa circinada con bordes vesiculosos de la tiña corporis.

Examen con la luz de Wood. El pelo infectado por ciertos dermatófitos produce una fluorescencia característica en la luz ultravioleta filtrada por el cristal de Wood.

Tratamiento

Los esfuerzos para disminuir la oclusión y la humedad en la zona comprometida son de utilidad. En la mayoría de los casos, la tiña crural puede tratarse con medidas tópicas locales. Se han utilizado diversos agentes, como tolnaftato y los imidazoles tópicos (miconazol, clotrimazol o econazol); también puede utilizarse la pomada de Whitfield, si es tolerada por el paciente, o pinceladas que contengan ácido salicílico. Para las infecciones más generalizadas o inflamatorias se indica el tratamiento con antimicóticos orales: ketoconazol, itraconazol, fluconazol y lamisil.

Hay autores que consideran que las tiñas de cuero cabelludo, infecciones por *M. audouinii* desaparecen en la pubertad; sin embargo, datos más recientes indican que estas infecciones, así como muchas provocadas por *T. tonsurans*, se resuelven en el término de un año sin tratamiento, ni relación con la pubertad.

El tratamiento se debe continuar hasta alcanzar la curación clínica y de laboratorio (cultivo), por lo general de 4 a 8 semanas.

En la tiña del cuero cabelludo muy inflamatoria, los corticosteroides orales pueden ser útiles para reducir la incidencia de cicatrización. Esta medicación es útil en el tratamiento de los querión. La dosis habitual de prednisona es 1 mg/kg/día, administrada en una toma por la mañana.

Cuando se detecta tiña del cuero cabelludo es importante examinar los contactos íntimos del paciente para investigar la evidencia de la enfermedad. No se justifica separar a los niños infectados de la escuela, si se indica tratamiento efectivo. Cuando se cultivan microorganismos zoofílicos se justifica examinar a las mascotas (perros, gatos) para detectar la evidencia de dermatófitos.

Tabla 3. Medicación tópica.

Pinceladas	Cremas	Lacas y soluciones
Salicílicas, benzoicas	Salicílica, benzoica	Ciclopiroxolamina
Salicílica- benzoica	Micocilén	Amorolfina
Azufradas, micocilén	Whitfield con azufre	Tolnaftato (sol)
Timol salicílico	Tolnaftato	
Yodo salicílico	Terbinafina	
Yodo benzoico	Ciclopiroxolamina	
	Ungüentos queratolíticos	

Tratamiento oral
- Antibióticos
- Antimicóticos.
- Uso de esteroides en algunos casos muy inflamatorios.

Antifúngicos de uso actual tanto en tiñas o dermatofitides en niños:
- Griseofulvina: 10-25 mg/kg/día por 45 días.
- Ketoconazol: 5-10 mg/kg/día por 45 días.
- Itraconazol: 5-10 mg/kg/día, durante 5 días por pulsos.

La actualidad en terapéutica micológica está representada por dos hechos: la aparición y uso de tres antifúngicos orales (Itraconazol, fluconazol y terbinafina) que reúnen dos características importantes, eficacia y escasa toxicidad, además, mayor eficacia en el tratamiento de las micosis ungueales.

17. Tiña negra palmar

La tiña negra es una micosis superficial del estrato córneo, causada por *Exophiala werneckii*. Por lo general, las lesiones aparecen como máculas aterciopeladas, negro amarronadas en la palma. Aunque en la gran mayoría de los casos el agente causal es *E. werneckii*, hay cierta evidencia de que otras especies de hongos de la familia *Dematiaceae* (*Stenella araguata*) pueden provocar el mismo cuadro clínico.

Manifestaciones clínicas

La lesión clínica se manifiesta por una mácula ligeramente escamosa, sintomática, amarronada o negro verdosa, asemeja a una tinción con nitrato de plata, en la palma o cara interior de los dedos. La lesión tiene una propagación centrífuga gradual y se puede oscurecer, sobre todo en el borde.

Diagnóstico

La tiña negra se diagnostica mediante un examen con KOH al 10-30 % de un raspado de la lesión. El examen microscópico revela hifas amorronadas tabicadas de color oliva y células ovales o fusiformes aisladas o agrupadas en gemación.

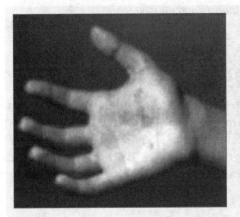 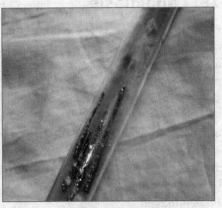

Figura 40. Tiña negra palmar en niña de 10 años.   **Figura 41.** Cultivo micológico del hongo. Se observan las colonias de color negro. Niña de 8 años de la CCCG.

En ocasiones, la tiña negra puede confundirse con lesiones melanocíticas, es decir, nevos de unión o melanoma, de ahí la importancia de reconocer esta diferenciación. Otras consideraciones en el diagnóstico diferencial son: la pigmentación secundaria o enfermedad de Addison, sífilis, pinta, o por una serie de sustancias químicas o colorantes.

Al examen directo del microscopio con KOH se observan hifas amarronadas o de color oliva Las hifas son tabicadas; se ramifican libremente y varían entre 1.5 a 5 μ de diámetro. Hay células de levaduras ovales o fusiformes, de 3 a 10 μ, aisladas o apareadas, separadas por una pared transversal, localizada centralmente.

Tratamiento

Se puede lograr la curación con preparados queratolíticos y antimicóticos tópicos, como ungüento de Whitield, tiabendazol tópico al 10 %, tintura de yodo o nitrato de miconazol.

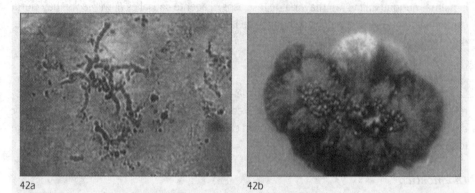

42a   42b

Figuras 42 a y b. Colonias del hongo *Exophiala werneckii*. *(Imagen de Google)*.

18. Candidiasis *(Sinonimia: Candidosis; moniliasis)*

Es una micosis causada por diversas especies de levaduras oportunistas del género *Candida*, que pueden ser agudas, subagudas o crónicas. Presentan una variedad de cuadros clínicos y afectan primordialmente mucosas, piel, uñas y, de manera excepcional, otros órganos. Numéricamente lo más importante son las infecciones superficiales de las membranas mucosas y de la piel, pero las complicaciones más serias son la afectación de los órganos internos.

Dentro del género *Candida*, la más frecuente es la *C. albicans*, pero existen más de 100 especies, la mayoría de las cuales no son comensales ni tampoco parásitos del hombre. Algunas otras especies de *Candida*, por ejemplo, la *C. stellatoidea*, la *C. tropicalis, C. krusei, C. pseudotropicalis y C. zeylaoides*, son causas ocasionales de candidiasis humana.

Epidemiología

Muchas especies de animales y los pájaros transportan un hongo tipo levadura, ya sea la especie *Candida* o la *Torulosis* dentro del intestino, como parte de la flora comensal normal. El hombre no es una excepción; la *Candida albicans* es un habitante frecuente del tracto gastrointestinal. Parece que ocurre la colonización de manera directa al nacimiento o durante la infancia.

La candidiasis es una enfermedad cosmopolita, y, por tanto, es la micosis más frecuente. Debido a que la *C. albicans* y otras especies son parte integral de nuestra población de microorganismos, regularmente van a provocar enfermedades endógenas favorecidas por algún factor predisponente del huésped. Hay ocasiones en que se presenta de forma exógena, debido a la introducción de grandes inóculos de levaduras a través de catéteres y jeringuillas no estériles, como en el recién nacido que la adquiere en el momento del parto cuando la madre sufre de vaginitis candidiásica.

Descripción clínica

Existen múltiples clasificaciones, pero expondremos la basada en la extensión y localización de las lesiones.

1. Formas localizadas:

   a) Grandes pliegues (intertrigos): ingles, axilas, regiones submamarias, ínter glúteas y perianal.

   b) Pequeños pliegues de manos y pies.

   c) Cavidad bucal, boca, lengua, labios, comisuras.

   d) Genitales y ano; vulva, vagina, glande, región perianal.

   e) Uñas y región periungueal (paroniquia, onicolisis y granuloma hiperqueratósico masivo).

   f) Zona del pañal.

2. Formas diseminadas y profundas:

   a) Candidiasis muco cutánea crónica.

   b) Granuloma candidiásico.

3. Formas sistémicas:

   a) Septicemia.

   b) Afectación del tracto urinario.

   c) Meningitis.

   d) Endocarditis.

   e) Candidemia iatrogénica. Se presenta en pacientes que reciben alimentación parenteral.

De forma general, las lesiones de la candidiasis son húmedas, de tipo macerado, pruriginosas, con sensación de ardor cuando se localizan en piel y mucosas, enrojecimiento difuso y acumulaciones blanquecinas características, cuya sintomatología varía según la localización. La localización bucal o candidiasis oral conocida como algodoncillo o muguet por el parecido de las lesiones con las florecitas del muguet, que tienen aspecto de copos de nieve; también es conocida con el nombre de sapillo, pudiendo observar las placas blanquecinas, cremosas, aisladas o confluyentes irregulares, con ardor o prurito intenso, de base eritematosa, fácilmente sangrantes al desprenderlas.

Es frecuente en recién nacidos que presentan pH bajo y en los que reciben un fuerte inóculo de la madre a través del canal del parto, sobre todo cuando ésta ha presentado candidiasis vaginal en el último trimestre del embarazo. Otras localizaciones son: perleche o boquera, queilitis angular blastomicética: comisuras labiales, epitelio oral, lengua, faringe, encías y paladar hasta esófago.

Candidiasis del área del pañal. Se produce a partir de una dermatitis del área del pañal, debido a que la orina mantiene húmeda esta zona y se genera irritación de la piel porque la urea al degradarse se transforma en amoníaco. Se caracteriza por lesiones eritemato escamosas, vesículas, pústulas y costras con prurito y ardor.

Candidiasis muco cutánea crónica. Es casi exclusiva de los niños con ciertos desórdenes genéticos, defectos de la función del timo, que llevan a alteraciones a nivel de la inmunidad celular; las más comunes son *agammaglobuline-mias*, síndrome de Di George, hipoparatiroidismo y timomas. Las lesiones se presentan en todo el cuerpo y las mucosas; en la piel pueden ser granulomatosas. Es muy difícil de curar y una buena proporción de estos pacientes no llega a la edad adulta, porque se generaliza a todos los órganos de la economía.

Granuloma candidiásico. Variedad rara, más frecuente en niños con severos defectos de la inmunidad celular, y en adultos con diabetes mellitus descompensada o con timomas. Son lesiones verrugosas, vegetantes, y pueden llegar a la ulceración. No responden favorablemente a la terapéutica, por lo que tienen gran facilidad a la diseminación.

Formas sistémicas. Para poder imputar a la *C. albicans* alguna acción patógena en un proceso sistémico se requiere aislar el organismo en repetidas ocasiones y en número apreciable. Es una variedad rara; se observa sobre todo en niños con defectos de la inmunidad celular y en adultos con diabetes mellitus descompensada.

Diagnóstico de laboratorio

La toma de la muestra se hará de acuerdo con los productos que se recolecten.

Examen directo. El material obtenido se coloca entre cubre y portaobjetos y se le adiciona KOH al 10-30%; también se pueden realizar tinciones al microscopio para observar cúmulos de blastosporas y seudo-micelios cortos o largos. En el caso de piel y uñas no se encuentra seudo-micelio, pero el aislamiento del hongo en los medios de cultivo nos indica la enfermedad, debido a que la *Candida* no es flora habitual de esta región.

Cultivos. Las colonias en el medio de Sabouraud crecen de 2 a 3 días a temperatura ambiente de laboratorio, y se observan blanquecinas, húmedas y opacas. El hecho de que tengamos un cultivo positivo no indica una candidiasis, debido a que éstas son parte integrante de nuestra flora, por lo que es importante la correlación clínico-micológica.

Pruebas inmunológicas. Intradermorreacción a la candidina, monovalentes y polivalentes (ambas nos indican únicamente el primo contacto, por lo que este hecho disminuye la ayuda diagnóstica). En la actualidad se utiliza para valorar hipersensibilidad tardía.

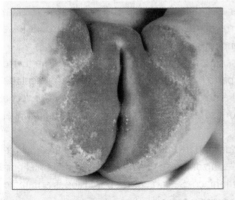

Figura 43. Candidiasis inguinal.

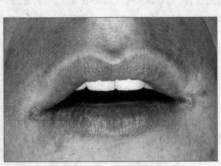

Figura 44. Candidiasis oral. (Imagen de Google).

Tratamiento

Dependerá del tipo de candidiasis y del factor predisponente al que está ligado, por lo que a veces sólo se requieren tratamientos tópicos y sistémicos.

Local. Se debe corregir el pH con soluciones básicas (solución de bicarbonato o de borato de sodio con violeta de genciana al 1 %. Se puede utilizar en forma de fomentos o colutorios. Es importante recomendar que evite usar de forma constante los pañales de *nylon* y hacer el cambio frecuente de pañales.

Evitar el contacto frecuente de manos y pies con el agua y suspender los lavados vulvares frecuentes y las duchas vaginales.

Generales. Control de la diabetes mellitus y de las enfermedades inmunosupresoras. No administrar de forma innecesaria ni prolongada antibióticos y esteroides.

Ketoconazol. En los adultos la dosis es de 200 mg/día y en los niños mayores de 2 años, 100 mg/día; se recomienda para candidiasis de piel y mucosas: imidazoles y triazoles: los más importantes y utilizados son el ketoconazol, itraconazol y fluconazol; se les debe emplear en casos muy extensos, crónicos y rebeldes a tratamientos tópicos, incluso, en casos granulomatosos y sistémicos.

19. Pitiriasis versicolor

Esta enfermedad se ha encontrado tanto en niños recién nacidos como en ancianos; el promedio de máxima incidencia es entre los 18 y 25 años, lo que se atribuye a un factor hormonal directamente relacionado con las glándulas sebáceas y asociado con el alto poder lipofílico del agente causal. Son factores predisponentes el calor, la humedad, el uso de cremas y bronceadores grasos, los corticosteroides, la falta de higiene, el embarazo, la deficiencia nutricional, así como la propia susceptibilidad genética.

Esta enfermedad no se adquiere propiamente del medio ambiente, debido a que la forma saprofita del hongo, denominada *Pityrosporum orbiculare*, habita como comensal en la piel grasa y los folículos pilosos, por lo que el incremento de la temperatura y la humedad pasa a su estado infectante (*M. furfur*). Muy pocos son los casos de contagio de persona a persona. Es una micosis superficial, causada por un hongo levaduriforme y lipofílico, denominado *Malassezia furfur* (*Pityrosporum furfur*). La tiña versicolor, que también se conoce con esta sinonimia, es la infección más común que existe de la piel, provocada por *Pityrosporum*.

Aunque esta afección es originado por la *Malassezia furfur*, históricamente se han utilizado indistintamente los términos *Pityrosporum ovale*, *P. orbiculare* y *M. ovalis*.

Descripción clínica

La topografía fundamental es en el tronco, el cuello y las raíces de los brazos. Otras localizaciones menos frecuentes son: cara, ingles, región glútea. Se pueden presentar casos muy diseminados, por el empleo de corticosteroides.

Existen 2 variedades clínicas:

1. La hipocromiante (ver figura 45), que se presenta en pacientes de piel oscura por una disminución en la producción de melanina; se caracteriza por la presencia de placas o manchas cubiertas con fina escama (furfurácea), de bordes irregulares,

pequeñas, que tienden a confluir hasta formar grandes placas, como si fueran mapas sobre la superficie de la piel; en ocasiones, la pigmentación disminuye tanto que las manchas prácticamente son acromiantes.

2. La hipercromiante se debe a un incremento en el tamaño del melanosoma y a cambios en la distribución de la epidermis; puede iniciarse como un cuadro eritematoso o agudo, formado por placas escamosas y ligeramente inflamadas. Las lesiones pueden ser ortigadas. Cuando el padecimiento se vuelve crónico la inflamación disminuye y da paso a manchas hipercromiantes de color café claro, con escamas.

Diagnóstico

El examen directo se realiza usando una solución de KOH al 10% (si es posible se le adiciona la tinta azul de Parker). Al microscopio se observan cúmulos de blastosporas y filamentos cortos, que algunos autores llaman «albóndigas con espagueti». Con esta imagen es suficiente para llegar al diagnóstico. Los cultivos no son necesarios para el diagnóstico, si se tiene la imagen microscópica anteriormente descrita; éstos se realizan en medios de micosel agar, adicionado de 5 a 15% de aceite de oliva. Se incuban a 25 o 37 °C durante 8 días, de-

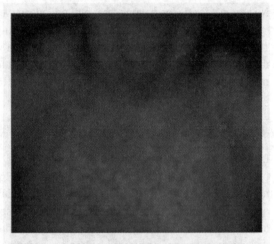

Figura 45. Pitiriasis versicolor hipocromiante.

sarrollándose colonias cremosas, blanco amarillentas; al microscopio se observa la forma de levaduras típicas. La luz de Wood es de gran utilidad en el diagnóstico diferencial de las placas dando una fluorescencia amarillo-naranja.

Tratamiento

Existen 2 tipos de tratamiento: tópico y sistémico. El primero se recomienda fundamentalmente en casos limitados.

El tiempo de tratamiento debe ser de 2 a 4 semanas, como mínimo. Son útiles las pinceladas de soluciones yodadas al 1%, combinadas con ácido salicílico, o de timol salicílico, hiposulfito de sodio al 20% y disulfuro de selenio en forma de champú; este último debe usarse por 15 minutos, con lavado posterior, para evitar una dermatitis por contacto. Son igualmente útiles los productos carbamilados como el tolnaftato. La serie de imidazoles también tienen gran acción, entre ellos el miconazol, clotrimazol, ketoconazol, bifonazol y sulconazol. La terapia sistémica se debe utilizar en casos muy extensos o recidivantes; el de elección es el ketoconazol, 200 mg/día, de 5 a 10 días.

20. Verrugas vulgares

Son tumores epidérmicos benignos, muy frecuentes, poco trasmisibles y producido por un virus del papiloma humano. Se caracterizan por neoformaciones papilares e hiperquerató-sicas, circunscritas, de tamaño y color variable, son autolimitadas y no dejan cicatriz. Están dentro de las 10 dermatosis más frecuentes. Son virus DNA y se han reconocido más de 65 tipos de papilomavirus.

El virus sólo se replica en los queratinocitos y afectan a todas las razas de ambos sexos y de cualquier edad. Se trasmiten por contacto directo o indirecto. También por contacto sexual. La evolución de todas las variedades clínicas es crónica e impredecible, es posible que duren meses o años. En ausencia de traumatismo tienden a la curación espontánea sin cicatriz, pero en pacientes inmunocomprometidos las lesiones son abundantes o generali-zadas, exuberantes y resistentes al tratamiento.

Descripción clínica

Las lesiones se presentan como neoformaciones únicas o múltiples, aisladas o confluentes, hemisféricas, bien limitadas de 3 a 5mm hasta 1cm de superficie verrugosa, áspera o seca, del color de la piel o grisácea. Asintomáticas que van a involucionar en 24 meses. Son filifor-mes, sobre todo en el borde parpedral y pueden relacionarse con conjuntivitis o queratitis. La localización en mucosas tanto genital como oral no es frecuente en la niñez.

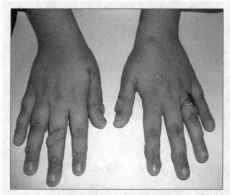

46a

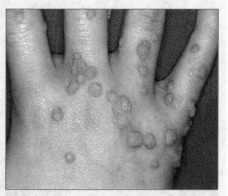

46b

Figuras 46a y b. Lesiones papulosas verrucosas múltiples en manos. Desde el punto de vista anatomopatológico se observan papolomatosis marcada y granulosis con cuerpos de inclusión.

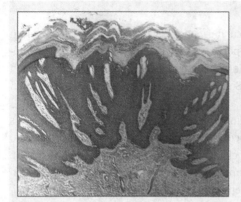
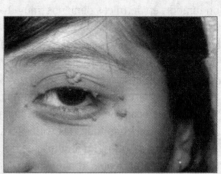

Figura 47. M/O Histología de verruga vulgar.   **Figura 48.** Verrugas vulgares en párpados.

Verrugas plantares

También llamadas ojos de pescado. Se localizan en plantas o en medio de los dedos. Son neoformaciones de 0.5 a 1cm de diámetro, engastadas en la piel. Pueden ser únicas, profundas, múltiples o en mosaico, tiene un aspecto de color blanco amarillento, con algunas zonas oscuras. Son muy olorosas y presentan involución en 1 año.

Tratamiento

La medicación local que se utiliza es:

- Pomadas de ácido salicilico 1-4%.
- Criocirugía (NL) 10-15 segundos. (3-4 sesiones).
- Podofilina o podofilotoxina (anogenitales).
- Pinceladas de ácido tricloroacético al 90% y nitrato de plata (menos eficaz).
- Cirugía o electro desecación para lesiones únicas y poco visibles.
- 5-Flouracilo 5% en cura oclusiva.
- Láser CO_2
- Interferon alfa, imiquimol en crema, 2 veces al día por 4 semanas.

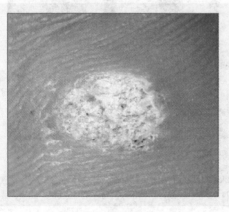

Figura 49. Verrugas en planta de pie.

21. Escabiosis

La escabiosis ha tenido que descubrirse y redescubrirse para que se lograra la convicción de que la sarna es una afección parasitaria. El arador de la sarna es un ácaro de distribución cosmopolita y absolutamente democrático en la elección de sus víctimas, parasita tanto al hombre como a los animales domésticos, y produce la enfermedad denominada sarna en el hombre y tiña en los animales.

En Cuba, durante los últimos años ha habido un notable incremento de escabiosis y pediculosis, enfermedades que no son excluyentes en los países desarrollados, aunque está claro que la situación higiénico-sanitaria, personal, ambiental y la promiscuidad inciden en su aparición. La difusión del parasitismo a diferentes zonas del cuerpo se produce al rascarse el individuo afectado, pues transfiere los ácaros de un lugar a otro. La infección puede adquirirse también a partir de animales domésticos parasitados, este tipo de afección humana es, generalmente, de corta duración.

La transferencia de los parásitos se hace por contacto cutáneo directo, por intermedio de ropas de cama usadas antes por un enfermo y también pueden adquirirse por relaciones sexuales. Por el mismo motivo debe estimarse la sarna como una auténtica enfermedad venérea. Es raro, en cambio, el contagio diurno mediante vestidos, libros u otros objetos.

El poder infestante es bajo y se requiere un contacto directo y prolongado para su trasmisión; de ahí el carácter familiar, la importancia del hacinamiento y la promis-cuidad.

Manifestaciones clínicas

Por parte del parásito hay una tétrada: surcos o galerías, distribución típica de las lesiones, prurito nocturno, y contagiosidad, que comprende costras hemáticas, escoriaciones, pústulas y piodermitis. Por parte del hospedero existe un mecanismo de reacción que, en ocasiones, va ligado a hipersensibilidad y que comprende papulovesículas, reacciones urticarianas y eczematosas.

El prurito persistirá mientras no desaparezcan los ácaros, y se caracteriza por ser casi exclusivamente nocturno, pues es durante la noche, y favorecidas por el calor de la cama, cuando las hembras labran sus galerías. Debido al rascado se presentan escoriaciones, lesiones costrosas hemáticas, infecciones desde pústulas a furunculosis, ectima y otras piodermitis.

La erupción vésico-pápulo-eczematosa en los niños, configura un prurito agudo que sí compromete los miembros, principalmente palmas y plantas. Como manifestaciones importantes se encuentran: las afecciones renales por la impetiginización. Hay una variedad de escabiosis o sarna noruega, en la que el síntoma prurito no existe y el cuadro asemeja una psoriasis hiperqueratósica y costrosa, generalmente se presenta en ancianos, enfermos inmunodeprimidos o con hábitos de higiene muy pobres.

En cuanto a la localización de las lesiones, se reporta que estos surcos se ubican preferentemente en los espacios interdigitales de las manos, la cara anterior de las muñecas, codos y el borde inferior de las axilas, las nalgas (sobre todo alrededor de los surcos subglúteos e interglúteos), la cintura pelviana, muslos y el abdomen bajo.

En el hombre se observa con más frecuencia en el pene; y en la mujer, en las mamas. La sarna del adulto respeta la cara, el cuello, las palmas de las manos y las plantas de los pies, regiones que son afectadas en el lactante. Como puede notarse, la localización de las lesiones es un factor coadyuvante en el diagnóstico. Dos semanas después del contagio, se inicia una reacción alérgica causada por la saliva irritante y los restos de los ácaros muertos.

Patogenia

Hay brotes epidémicos cada 10 o15 años, siendo el *S. Escabiei var Hominis* un parásito obligatorio. Hembras 300-500 mm y machos 162-210 mm. Poseen 4 pares de patas y espículas en el dorso. El período de incubación es de 2 a 6 semanas y en cada persona infectada hay de 10 a 15 parásitos (ver figura 50). Hay erupción generalizada por fenómeno de sensibilización que estimula la deformación IgE y se han encontrado mastocitos.

El lactante de 4 meses de edad, muestra con lesiones escamosas a predominio palmoplantar y cuero cabelludo, con vesículas, pápulas, costras y nódulos, diseminados por todo el cuerpo. Presenta irritabilidad y sueño intranquilo.

Clasificación de la sarna
- Del lactante.
- Del niño
- Del adulto.
- Del anciano.
- De los limpios.
- Nodular.
- Incógnita.
- Sarna noruega.
- Trasmitida por animales.
- Lactantes y niños.

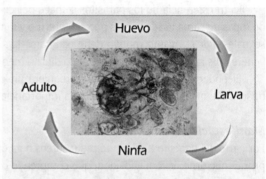

Figura 50. Evolución de huevo de *Sarcoptes S.*

Pueden presentarse complicaciones como: impétigo secundario, dermatitis de contacto, linfangitis y eritema tóxico si no se trata adecuadamente.

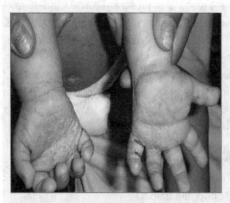

Figura 51. Escabiosis: lesiones escamosas en la palma de las manos.

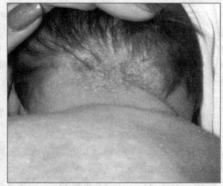

Figura 52. Escabiosis.

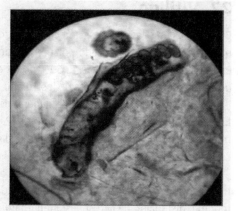

Figura 53. Test ácaro: ácaro adulto en túnel y huevos acarinos.

Tratamiento

1. El tratamiento debe dirigirse en primera instancia a desparasitar al paciente y a los convivientes con o sin síntomas, pues el prurito sólo aparece 2 o 3 semanas después del contagio y persiste por otras 2 semanas, después de la curación.
2. Tomar medidas de higiene con respecto a las ropas de cama y del paciente, la cuales deben cambiarse, mientras dure el tratamiento y plancharse en caliente.
3. Evitar el contagio, proveniente de otras personas que frecuentan el hogar y de las que se sospeche la enfermedad.
4. Indicar tratamiento sintomatológico del prurito, con antihistamínico y de las infecciones secundarias.
5. Indicar tratamiento específico: utilizando varias drogas y combinaciones a base de azufre, benzoato de bencilo o permetrina. La invermectina 200 Microgr/kg DU.

El procedimiento es tomar un baño en la noche y aplicar la emulsión en todo el tegumento en los niños. Dejar secar y mantenerla hasta el día siguiente, después tomar el baño regular seguido del cambio de ropas personales y de cama, usadas el día anterior y durante la noche. Este procedimiento se repite la cuarta y octava noches para mayor seguridad.

El lindano se aplica de forma similar, aunque su potencial toxicidad ha sido motivo de controversia en los últimos años. Uno de los últimos reportes de la agencia noticiosa IPS informa que científicos estadounidenses alertaron sobre los efectos adversos que puede producir el lindano; en animales se han detectado graves modificaciones hormonales, degeneración del tejido testicular, abortos, reducción del ritmo ovulatorio y de los espermatozoides en el semen. Además existe un aumento en la incidencia del cáncer entre los niños tratados con lindano.

El crotamitón al 10% en crema, probado durante años con buenos resultados, es especialmente útil en los niños, gracias a su atoxicidad. El régimen recomendado es una aplicación diaria por 4 o 5 días.

El permetrín, piretroide sintético, al 5% en crema, es igualmente efectivo después de una simple aplicación y tiene muy baja toxicidad. Reportes recientes dan cuenta del uso del ivermectín de 12 mg en dosis oral única, para tratar la escabiosis noruega; acompañada del ungüento de ácido salicílico. Cabe mencionar como antiescabioso la crema de tiabendazol al 5%.

22. Vitiligo

El vitíligo es una despigmentación cutánea adquirida progresiva, que en ocasiones involucra mucosas y pelo, caracterizado por pérdida de melanocitos lo que se traduce clínicamente en manchas hipo o acrómicas. El 50% de los casos de vitíligo se inicia antes de los 20 años de edad y el 14% lo hace antes de los 10 años.

La prevalencia en la población general de los Estados Unidos de América es de 1% 1. En Dinamarca se cita 0.38% 3, en la India 2.6% 4.5. El vitíligo puede ser localizado, diseminado, generalizado y en ocasiones sigue una distribución metamérica. En el 10% de los casos la repigmentación es espontánea.

En cuanto a la evolución, a menor edad a menor tiempo de exposición, la respuesta al tratamiento es mejor. En la piel despigmentada hay carencia de melanocitos, disfunción autónoma, disfunción de la respuesta inflamatoria en pruebas de sensibilización por contacto.

Patogenia

Existen 3 hipótesis: auto inmune, citotóxica y neural.

El vitíligo se ha considerado como un trastorno inmunitario con base a la frecuente asociación con: disfunción tiroidea, diabetes mellitus, alopecia areata, morfea, lupus eritematoso sistémico, uveítis, laberintitis y atopía.

Las enfermedades tiroideas se han encontrado en 43% de los pacientes con vitíligo. Comparado con la población general, la asociación de diabetes mellitus y el vitíligo fue reportada por Villaverde en 1954.

La asociación de vitíligo y atopiia fue informada por Macmillan A. y Rook A. en 1971. Severas acromías en ciertas áreas del eczema por microscopía electrónica, se observó ausencia de melanocitos y melanosomas en la piel despigmentada. Esta asociación pudiera estar relacionada a los pacientes de alopecia areata, quienes con frecuencia presentan padecimientos atópicos y cuanto mayor es su atopía el pronóstico de su alopecia es menos favorable.

Existen múltiples reportes de vitíligo asociado a otras patologías, principalmente en adultos, sin embargo, en los niños éstos son escasos.

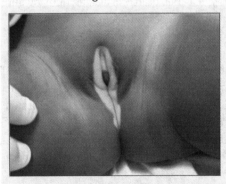

Figura 54. Vitiligo inguinal.

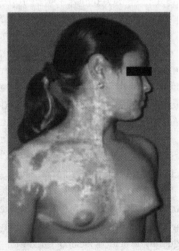

Figura 55. Paciente femenino de 13 años de edad con vitíligo metamérico y leucotriquia. (Imagen de Google).

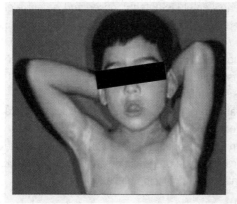

Figura 56. Niño de 6 años de edad con vitiligo diseminado y rinitis atópica, con respiración oral por obstrucción nasal (Fascie atópica).

El vitíligo es considerado marcador cutáneo y a los niños diagnosticados se les debe estudiar integralmente en busca de patologías asociadas, ya que tratándolo oportunamente, quizá en forma indirecta desde el punto de vista neuroendocrino inmunológico, se logre modificar la expresividad y el pronóstico del vitíligo. El seguimiento a largo plazo de estos pacientes permitirá evaluar el curso clínico.

Tratamiento
- Melagenina, metoxalenos y PUBA. Láser fraccionado.

23. Lupus eritematoso

El lupus eritematoso (LE) es una enfermedad autoinmune cuyo espectro varía desde una forma cutánea relativamente benigna hasta una forma sistémica severa y potencialmente fatal. Esta afección se caracteriza por anormalidades inmunológicas humorales y celulares que conducen a la destrucción tisular a través del depósito de complejos inmunes y auto anticuerpos.

Descripción clínica
Las manifestaciones cutáneas en lupus eritematoso son frecuentes y características; aunque también se expresan en un rango variable de lesiones cutáneas menos frecuentes e inespecíficas.

Se han descrito tres formas clínicas principales de LE:

1. Lupus eritematoso cutáneo crónico, subdividido a su vez en: lupus eritematoso discoideo crónico (LED): localizado o generalizado, LED hipertrófico o verrugoso, paniculitis lúpica, LED mucoso, LED túmido, LED chilblains y LED liquenoide.
2. Lupus eritematoso cutáneo subagudo (LECS).
3. Lupus eritematoso sistémico (LES).

En la edad pediátrica se describe como lupus eritematoso neonatal (LEN), de carácter transitorio, relacionado con la trasmisión transplacentaria de autoanticuerpos maternos. El LES es la forma de lupus eritematoso más frecuente en la infancia. Entre un 10 % y un 25 % de todos los casos de LES se inicia antes de los 16 años, con un pico entre los 10 y los 14 años.

Las manifestaciones cutáneas son frecuentes en el LES infantil, observándose entre el 75 % y el 90 % de los casos y aportan cuatro de los criterios de la ARA para el diagnóstico del LES. LEDC es poco frecuente en niños; se reportan entre un 2 % a 3 % de todos los LED que aparecen antes de los 15 años. En cambio, el LECS pediátrico lo describen tal como lo conocemos en adultos, sin destacar ningún rasgo diferencial, mientras que en otros se considera que el LECS es excepcional o no existe en la infancia.

En otros estudios, la edad mínima de aparición es de 17 años, por lo que se considera como una enfermedad del adulto o que puede iniciarse en la adolescencia.

Se describen lesiones similares al LECS en lupus neonatal, entidad con la que comparte también la fotosensibilidad, su carácter no cicatricial y la presencia de anticuerpos anti-Ro. Las formas netamente cutáneas son infrecuentes en la población pediátrica.

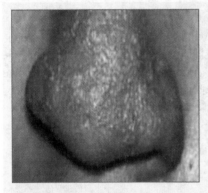

Figura 57. Lupus en nariz de niño 12 años.
(Imagen de Google)

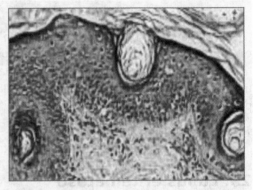

Figura 58. Hiperqueratosis laminar difusa con taponamiento folicular. Epitelio atrófico con vacualización de la capa basal y queratinocitos necróticos aislados. (Coloración hematoxilina eosina, aumento 40x).

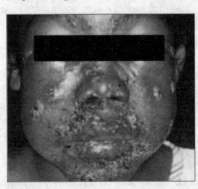

Figura 59. LES. Asociado con edema periorbitario.

Especial atención recibe el lupus eritematoso ampollar (LEA), una forma específica de afección cutánea poco frecuente de LES, que también se ha descrito en los niños. Se presenta una erupción vesículo ampollosa pruriginosa generalizada, que afecta la mucosa oral y faríngea, en pacientes que cumplen 4 o más criterios de la ARA. La erupción es de inicio bastante brusco y cura sin cicatrices ni quistes miliares.

El estudio histológico demuestra una ampolla subepidérmica con acumulaciones de neutrófilos en las papilas dérmicas, como en la dermatitis herpetiforme, o bien dispuestos en banda en dermis papilar, como en la dermatitis IgA, sin rasgos de lupus eritematoso. La IFD demuestra depósitos lineales o granulares de inmunoglobulinas y complemento en la membrana basal. Algunos pacientes presentan anticuerpos contra el colágeno tipo VII, el antígeno de la epidermólisis ampollosa adquirida, y se denominan LEA tipo 1; a los pacientes que no los presentan se les denomina LEA tipo 2. El colágeno tipo VII forma parte de las fibras de anclaje de la membrana basal a la dermis; por ello, el daño mediado por anticuerpos a esta proteína justifica la aparición de una ampolla subepidérmica

El lupus eritematoso es una enfermedad inflamatoria, heterogénea, prototipo de una enfermedad autoinmune, donde las diversas manifestaciones cutáneas se presentan en un alto porcentaje de pacientes y donde la población pediátrica no escapa de padecerla. Es necesario que el dermatólogo y el pediatra conozcan la entidad y la variedad de formas clínicas para poder efectuar un diagnóstico precoz y así disminuir la morbilidad y mortalidad dentro de este grupo etario.

Tratamiento

- Metilprednisolona a 1 mg/kg/día y posteriormente se cambia a prednisona 20 mg con mejoría notable del edema facial y palpebral.
- Antipalúdicos: cloroquina 250 mg/día. Consulta de oftalmología para valorar campo visual.

24. Lepra infantil

Aunque la lepra infantil no constituye un problema de salud en nuestro país hemos querido traer estos casos para alertar de por qué se está haciendo un diagnóstico tardío de lepra.

Es una enfermedad crónica, infecto-contagiosa, no hereditaria e inmunomediada, que es producida por el *Mycobacterium leprae*, que ataca primero a los nervios periféricos y después a la piel y otros tejidos, manifestándose clínica e histológicamente según la relación huésped-parásito. Se diagnostican casos en edades tempranas de la vida y es "la lepra infantil lo que representa un indicador directo de la magnitud de la trasmisión y de la eficacia de las acciones de los programas de control", en una población determinada.

Patogenia

Es un bacilo ácido-alcohol resistente, de crecimiento lento; las tinciones utilizadas para su coloración son: verde-metilo, zafranina, sudán negro, ziehel-nielsen. Los bacilos se obtienen a partir de la linfa auricular, la nasal, los lepromas, los ganglios linfáticos, y otros órganos afectados.

Es fuente de contaminación exclusivamente humana. La inoculación se ha logrado en el gibón, mono verde, armadillo de nueve bandas y almohadilla plantar de los ratones de laboratorio.

Vías de trasmisión: directa e indirecta. Vive fuera del organismo hasta 45 días. Las vías de diseminación son: linfática, nerviosa y sanguínea.

Diagnóstico

La clasificación clínica se basa en el número y características de las lesiones en:

Lepra paucibacilar, de 1 a 5 lesiones (asimétricas, disestésicas) y lepra multibacilar, con más de 5 lesiones (más simétricas y disestésicas) Si la baciloscopia es positiva es multibacilar.

Con respecto al daño neural, en paucibacilar afecta un solo tronco nervioso y en multibacilar afecta varios troncos nerviosos.

Clasificación de Madrid y clasificación de la OMS

$$LL \underline{\quad\quad\frac{DIMORFA}{INDETERMINADA}\quad\quad} LT$$

Clasificación de Ridley and Jopling

$$LLp \underline{\quad\quad\frac{BL\ BB\ BT}{LLs\ LTs}\quad\quad} LTp$$

Signos cardinales de la lepra.

1. Máculas (despigmentadas o eritematosas) con infiltración-pápulas-nódulos.
2. Pérdida de la sensibilidad.
3. Engrosamiento de los nervios cubital, radial, facial, auricular mayor, mediano, peroneo y tibial.
4. Baciloscopia positiva.

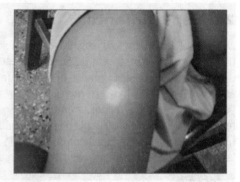

Figura 60. Lepra tuberculoide. La paciente presenta una lesión en placa hipocrómica anestésica de bordes bien definidos.

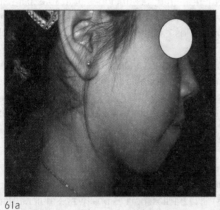

61a

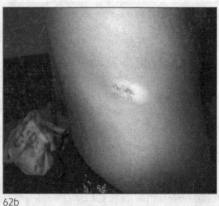

62b

Figuras 61 a y b. Casos de lepra indeterminada infantil en la provincia de Cienfuegos, Cuba, 2009.

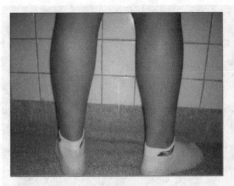

Figura 62. Lepra paucibacilar: reacción celular inespecífica de células mononucleares que rodea a los anexos y filetes nerviosos, 2010.

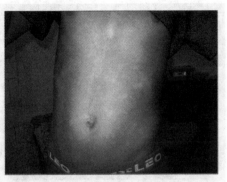

Figura 63. Lepra tuberculoide, 2009.

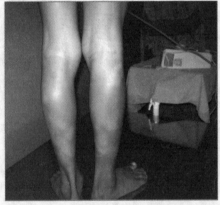

64a

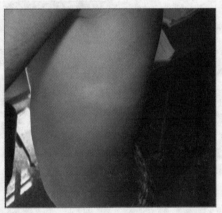

64b

Figuras 64a, b y c. Lepra indeterminada, 2008.

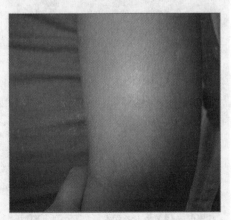

64c

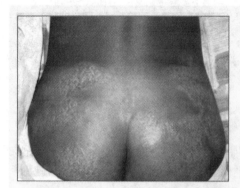

Figura 65. Lepra tuberculoide, 2007.

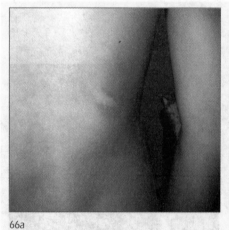

66a

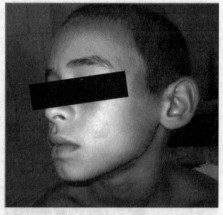

66b

Figuras 66a y b. Lepra indeterminada, 2007.

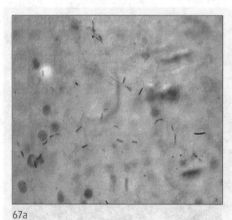

67a

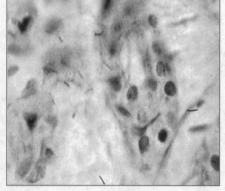

67b

Figuras 67a y b. Dos casos de lepra multibacilar. Bacilos solos o en globis gram positivos, situados alrededor de los anexos y vasos sanguíneos.

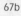

Histología

Lepra lepromatosa: epidermis adelgazada, banda clara en la dermis reticular: banda de un granuloma difuso con macrófagos cargados de lípidos (espumosos). Pocos linfocitos y células plasmáticas ven los bacilos en globis. En los nervios hay desmielinización, destrucción axonal y degeneración walleriana. Hay bacilos que actúan sobre las células de Shawn.

Lepra tuberculoide: granuloma de células epitelioides y linfocitos que casi nunca tienen bacilos, situados alrededor de los anexos y de los nervios. Hay células gigantes y nervios que no están completamente destruidos.

Tratamiento

Lepra paucibacilar. Posología en el niño: día 1 rifampicina 450 mg (3 × 150 mg) y dapsona 50 mg.

Dosis diaria: días del 2 al 28, dapsona 50 mg / día.

Duración del tratamiento: 6 paquetes blisterizados para administrar de 6 a 9 meses. En los niños menores de 10 años puede ajustarse la dosis: rifampicina 300 mg y dapsona 25 mg.

- Atención psicológica.

Lepra multibacilar. Posología en el niño: día 1 rifampicina 450 mg (3 × 150 mg) y dapsona 50 mg, clofacimina 150 mg (3 × 50 mg).

Dosis diaria de los días 2 al 28: dapsona 50 mg/día, clofacimina 50 mg en días alternos.

Duración del tratamiento: hasta el año 2000 era por dos años, hoy en día sólo por 1 año. En los niños menores de 10 años puede ajustarse la dosis de la siguiente forma: rifampicina 300 mg, dapsona 25 mg, clofacimina 100 mg (una vez al mes) y 50 mg (dos veces por semana).

◼ Bibliografía

1. Redondo P., Moya M., Curbelo J.L. (1995). "Enfermedad de Kawasaki. Valoración de un paciente portador de la entidad", Rev. 16 de Abril, 186:37.

2. Fernández R., Rodríguez J.A. (2000). "Enfermedad de Kawasaki: a propósito de un caso", Rev. Cubana Pediatr., 72:220.

3. Kawasaki T., Kosaki F., Okawa S.(1974). "A new infantile acute febrile mucocutaneous lymph node syndrome (MCLNS)", Prevailing in Japan, Pediatrics, 54:271-6

4. Kato H., Koike S., Yamamoto M., Ito Y., Yano E. (1975). "Coronary aneurysms in infants and young children with acute febrile (MCLNS)", J. Pediatr., 86:892-8.

5. Newburger J.W., Takahashi M., Burns J.C. (1986). "The treatment of Kawasaki syndrome with intravenous globulin", N. Engl. J. Med., 315:341-7.

6. Dajani A.S., Taubert K.A., Gerber M.A. (1993). "Diagnosis and treatment of Kawasaki disease in children", Circulation, 87:1776-80.

7. Schulman S.T., Rowley A.H. (1986). "Does Kawasaki disease have a retroviral etiology?" Lancet, 2:545-6.

8. Melish M.E., Marchette M.J., Kaplan J.C., Kihara S., Ching D., Ho D.D. (1989). "Absence of significant RNA-dependent DNA polymerase activity in lymphocytes from patients with Kawasaki syndrome", Nature, 337:288-90.

9. Shibata M., Ezaki T., Hori M., Nagashima M., Morishima T. (1999). "Isolation of a Kawasaki disease associated bacterial sequence from peripheral blood leukocytes", Pediatrics Int., 41:467-73.

10. Newburger J.W., Takahashi M., Gerber M.A., et al. (2004). "Diagnosis, treatment, and long-term management of Kawasaki disease: a statement for health professionals from the Committee on Rheumatic Fever, Endocarditic, and Kawasaki Disease, Council on Cardiovascular disease in the Young", American Heart Association, Pediatrics, 14:1708-33.

11. Burns J.C., Glode M.P. (2004). "Kawasaki syndrome". Lancet, 364:533-44.

12. Frieden I.J., et al. (2005). "Infantile hemangiomas: Current knowledge, future directions: Proceedings of a research workshop on infantile hemangiomas", Apr. 7–9.

13. Bethesda, Maryland, USA. (2005). Pediatr Dermatol, 22:383-406.

14. Bennett M.L., et al (2001). "Oral corticosteroid use is effective for cutaneous hemangiomas: An evidence-based evaluation". Arch Dermatol, 137:1208-13.

15. Sommers Smith S.K., Smith D.M. (2002). "Beta blockade induces apoptosis in cultured capillary endothelial cells". In Vitro Cell. Dev. Biol. Anim., 38:298-304.

16. Léauté-Labrèze C., Dumas de la Roque E., Hubiche T., Boralevi F., Thambo J.B., Taïeb A. (2008). "Propranolol for severe hemangiomas of infancy". *N. Engl. J. Med.*, 358:2649-51.

17. Léauté-Labrèze C., Taïeb A. (2008). "Efficacy of beta-blockers in infantile capillary hemangiomas: The physiopathological significance and therapeutic consequences". *Ann Dermatol Venereol*, 135:860-2.

18. Morrow S.A., Campbell C. (2008). "The cutaneous angioma of Sturge-Weber syndrome". *Can. J. Neurol. Sci.*, 35:506-7.

19. Lerner A. (1971). "On the etiology of vitíligo and gray hair". *Am. J. Med.*, 51:141-147.

20. Lerner A.B., Nordlund J.J., *Vitíligo*. (1978). "What is it? Is it important?", *JAMA*, 239:1183-1187

21. Howitz J. (1977). "Prevalence of vitíligo: epidemiological survey on the Isle of Bornholm, Denmark". *Arch Dermatol*, 113:47-52.

22. Handa S., Kaur I. *Vitíligo: clinical findings in 1436 patients.*

23. J. Dermatol. (1999). Japan, 2 6:653-657.

24. Handa S., Dogra S. (2003). "Epidemiology of Childhood Vitíligo: Study of 625 patients from North India". *Pediatr. Dermatol*, 20:211-214.

25. Ruiz Maldonado R. (1964). "Epidemiología de las enfermedades de la piel en la ciudad de México, D.F." *Tesis para Médico Cirujano*. UNAM.

26. Ruiz Maldonado R., Tamayo L., Velásquez E. (1977). "Epidemiología de las enfermedades de la piel en 10,000 pacientes pediátricos". Instituto Nacional de Pediatría, México, D.F., *Bol. Med. Hosp. Infant.*, 34:137-161

27. Sharquie K.E. (1984). "Vitíligo". *Clin. Exp. Dermatol*, 9:117-126.

28. Nordlund J.J., Lerner A. (1982). "Vitíligo". *Arch. Dermatol.*, 118:5-8.

29. Stuttered C., Carse E., Sehgal A. (2009). "PHACE syndrome: A constellation of cerebral and cardiovascular anomalies and segmental hemangiomas". *J. Pediatr. Child Health*, 45:72-3.

30. Bennet M.L., Fleischer A.B., Chamlin S.L., Frieden I.J. (2001). "Oral corticosteroid use is effective for cutaneous hemangiomas: An evidence-based evaluation". *Arch. Dermatol*, 137:1208-13.

31. Siegfried E.C., Keenan W.J., Al-Jureidini S. (2008). "More on propranolol for hemangiomas of infancy". *N. Engl. J. Med.*, 359:2846.

32. Frieden I.J., Haggstrom A.N., Drolet B.A., Mancini A.J., Friedlander S.F., Boon L., *et al.* (2005). "Infantile hemangiomas: current knowledge, future directions". *Proceedings of a research workshop on infantile hemangiomas*, April 7-9.

33. Bethesda, Maryland, USA. (2005). *Pediatr Dermatol.* 22:383-406.

34. Frieden I.J., Eichenfield L.F., Esterly N.B., Geronemus R., Mallory S.B. (1997). "Guidelines of care for hemangiomas of infancy". *American Academy of Dermatology Guidelines/Outcomes Committee. J. Am. Acad. Dermatol*, 37: 631-7.

35. Mulliken J.B., Glowacki J. (1982). "Hemangiomas and vascular malformations in infantsand children: a classification based on endothelial characteristics". *Plast. Reconstr. Surg.*, 69:412-20.

36. Enjolras O., Mulliken J.B. (1998). "Vascular tumors and vascular malformations (new issues)". *Adv. Dermatol*, 13:375-422.

37. Redondo P. (2004). "Clasificación de las anomalías vasculares (tumores y malformaciones). Caracteristicas clínicas e historia natural". *An. Sist. Sanit. Navar.*; Suppl., 1:9-25:133.

38. Boon L.M., Enjolras O., Mulliken J.B. (1996). "Congenital hemangioma: evidence of accelerated involution". *J. Pediatr.*, 128:329-35.

39. Enjolras O., Mulliken J.B., Boon L.M., Wassef M., Kozakewich H.P., Burrows P.E. (2001). "Noninvoluting congenital hemangioma: a rare cutaneous vascular anomaly". *Plast. Reconstr. Surg.*, 107:1647-54.

40. Berenguer B., Mulliken J.B., Enjolras O., Boon L.M., Wassef M., Josset P., *et al.* (2003). "Rapidly involuting congenital hemangioma: clinical and histopathologic features". *Pediatr. Dev. Pathol.*, 6:495-510.

41. Krol A., MacArthur C.J. *Congenital hemangiomas: rapidly involuting and noninvoluting.*

42. Sáenz A.M., González F., Carvalho M., Franchi O., Valverde J., Leyba J. (1999). "Lupus E. en niños de la consulta de dermatología pediátrica del Hospital Universitario de Caracas". *Dermatología Venezolana*, 37 (2): 42-45.

43. Febrer I., Requena C. (2001). "Lupus eritematoso infantil". Piel.,16(2):85-91

44. Caputo R., Gelmetti C., Annessi G. (1995). "Lupus erythematosus". *En: Pediatric dermatology and dermatopathology, a text and atlas.* Baltimore. Williams & Wilkins, vol. III, 243-268.

45. Crespi H.G. (1998). "Lupus eritematoso en la infancia". *Dermatol. Argent.*, 4: 95-103.

46. Buxton P.K. (1998). "Erupciones de origen epidérmico". *ABC de dermatología*, p. 20.

47. *Infecciones bacterianas cutáneas.* html. Universidad de Valencia. Facultad de Medicina. pp. 1-9.

48. Martínez Izquierdo A., Pérez Amarillo D. (2001). "Estafilococos". En Llop. A, Valdés-Dopena. M, Zuaso J (editores). *Microbiología parasitología médica.* Ciudad de la Habana. Ciencias Médicas, pp. 152-163.

49. Zuaso Silva J. "Estreptococos": en *Llop.* Valdés-Dopena A., Zuaso J. (editores). (2001). *Microbilogía y parasitología médica.* Cuidad de la Habana. Ciencias Médicas, pp. 165-178.

50. *Piodermias.* Véase en: http:/ www. Dermatología\PAC Dermatología Parte C Libro 3. pp. 20-22.

51. Fitzpatrick T., Eisen A., Wolff K., Freedberg I., Austen F. (1997). *Dermatología en Medicina General.* 4a. ed., t. 3, cap. 186, pp. 2393-2417.

52. Columbié Cumba Y. *Piodermias.* En: Manzur Katrib J. (2002). *Dermatología.* La Habana. Ed. Ciencias Médicas, pp. 179-198.

53. Cruz Hernández M. (2002). *Aspectos pediátricos de la patología dermatológica.* Barcelona. Ed. Romagrof, 2353- 76.

54. Martínez B.R., Pastrana F., Ramírez A.C., Naranjo L.M., Ortiz R.P. (1999). "Morbilidad por afecciones dermatológicas, estudio estadístico territorial". *Rev. Cubana Pediatr.* vol. 7, No. 2. C. Habana, Abril- Junio.

Impreso en Monterrey, México
LA&GO Ediciones, S.A. de C.V.
Isabel la Católica No. 642 Col. Roma
C.P. 64700 Monterrey, N.L. México